Cannab

Kochbuch

50 MAIN DISH-SEA FOOD

Gesunde Rezepte

Agathe Winkler

Haftungsausschluss

Die enthaltenen Informationen sollen als umfassende Sammlung von Strategien dienen, über die der Autor dieses eBooks recherchiert hat. Zusammenfassungen, Strategien, Tipps und Tricks sind nur Empfehlungen des Autors. Das Lesen dieses eBooks garantiert nicht, dass die Ergebnisse genau den Ergebnissen des Autors entsprechen. Der Autor des eBooks hat alle zumutbaren Anstrengungen unternommen, um den Lesern des eBooks aktuelle und genaue Informationen zur Verfügung zu stellen. Der Autor und seine Mitarbeiter haften nicht für unbeabsichtigte Fehler oder Auslassungen. Das Material im eBook kann Informationen von Dritten enthalten. Materialien von Drittanbietern bestehen aus Meinungen, die von ihren Eigentümern geäußert wurden. Daher übernimmt der Autor des eBooks keine Verantwortung oder Haftung für Material oder Meinungen Dritter.

Sommario

MAIN DISH-SEA FOOD

Gegrillter Thunfisch mit Macadamia-Kruste

Zutaten

- 2 Tassen Papayawürfel
- 1/2 rote Zwiebel, gewürfelt
- rote Paprika, gewürfelt
- 1/4 Tasse gehackter frischer Koriander
- Esslöffel Limettensaft
- 1 Knoblauchzehe, gehackt
- 1/4 Teelöffel scharfe Chilipaste oder nach Geschmack
- 4 (6 Unzen) Thunfischsteaks 1/4 Tasse THC Öl Salz und Pfeffer nach Geschmack
- 3 Eier
- 1/2 Tasse gehackte Macadamianüsse

Richtungen

1. Papaya, Zwiebel und Paprika in einer Schüssel vermengen. Koriander, Limettensaft, Knoblauch und scharfe Chilipaste hinzufügen. Zum Kombinieren mischen und bis zum Servieren im Kühlschrank aufbewahren.
2. Heizen Sie einen Außengrill für hohe Hitze vor und ölen Sie den Rost leicht ein.
3. Die Thunfischsteaks mit Olivenöl bestreichen und mit Salz und Pfeffer würzen. Die Eier in einer flachen Schüssel

glatt rühren. Tauchen Sie die Thunfischsteaks in das Ei und lassen Sie überschüssiges Ei ablaufen.

4. In die Macadamianüsse drücken.
5. Kochen Sie die Thunfischsteaks auf dem vorgeheizten Grill auf den gewünschten Gargrad, etwa 2 Minuten pro Seite für Medium. Mit der Papaya-Salsa servieren.

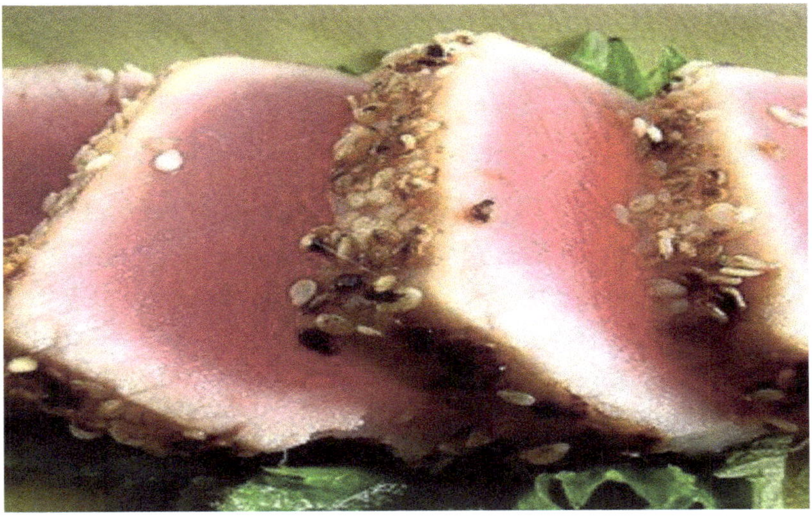

Gegrillter Marihuana-Lachs

Zutaten

- 1 1/2 Pfund Lachsfilets Zitronenpfeffer nach Geschmack Knoblauchpulver nach Geschmack Salz nach Geschmack
- 1/3 Tasse Sojasauce
- 1/3 Tasse brauner Zucker
- 1/3 Tasse Wasser
- 1/4 Tasse THC-Öl

Richtungen

1. Lachsfilets mit Zitronenpfeffer, Knoblauchpulver und Salz würzen.
2. In einer kleinen Schüssel Sojasauce, braunen Zucker, Wasser und Pflanzenöl verrühren, bis sich der Zucker aufgelöst hat. Legen Sie den Fisch mit der Sojasaucenmischung in eine große wiederverschließbare Plastiktüte, versiegeln Sie ihn und wenden Sie ihn zum Überziehen. Mindestens 2 Stunden im Kühlschrank lagern.
3. Grill für mittlere Hitze vorheizen.
4. Grillrost leicht einölen. Legen Sie den Lachs auf den vorgeheizten Grill und werfen Sie die Marinade weg. Lachs 6 bis

8 Minuten pro Seite kochen oder bis der Fisch mit einer Gabel leicht abblättert.

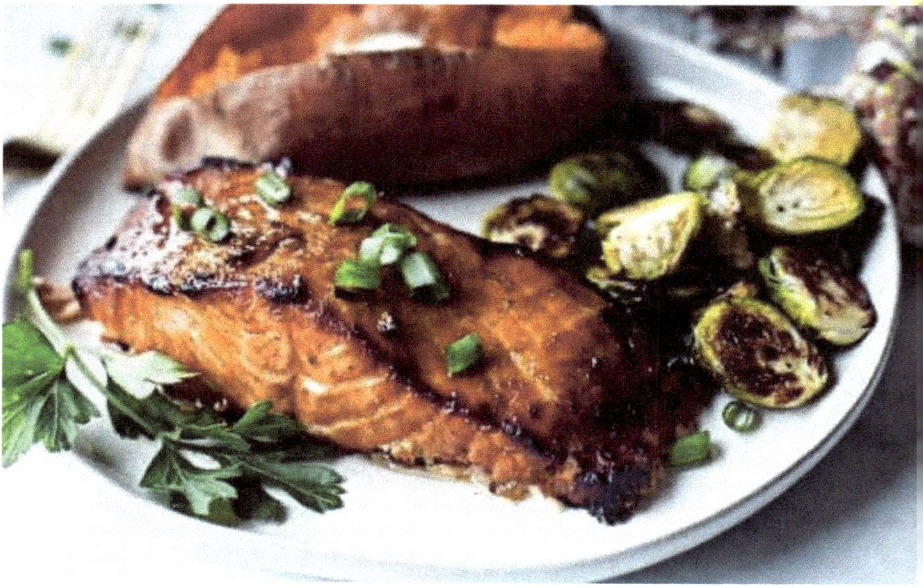

Marihuana Ahorn Lachs

Zutaten

- 1/4 Tasse Ahornsirup
- 2 Esslöffel Sojasauce
- 1 Knoblauchzehe, gehackt
- 1/4 Teelöffel Knoblauchsalz
- 1/8 Teelöffel gemahlener schwarzer Pfeffer
- Pfund Lachs
- Esslöffel Unkrautbutter

Richtungen

1. In einer kleinen Schüssel Ahornsirup, Sojasauce, Knoblauch, Knoblauchsalz und Pfeffer mischen.
2. Legen Sie den Lachs in eine flache Glasbackform und bestreichen Sie ihn mit der Ahornsirupmischung. Decken Sie die Schüssel ab und marinieren Sie den Lachs 30 Minuten lang im Kühlschrank. Drehen Sie ihn einmal.
3. Heizen Sie den Ofen auf 200 ° C vor.
4. Stellen Sie die Auflaufform in den vorgeheizten Ofen und backen Sie den Lachs unbedeckt 20 Minuten lang oder bis er leicht mit einer Gabel abblättert.

5. Unkrautbutter auf Lachs schmelzen lassen, sobald das Kochen beendet ist.

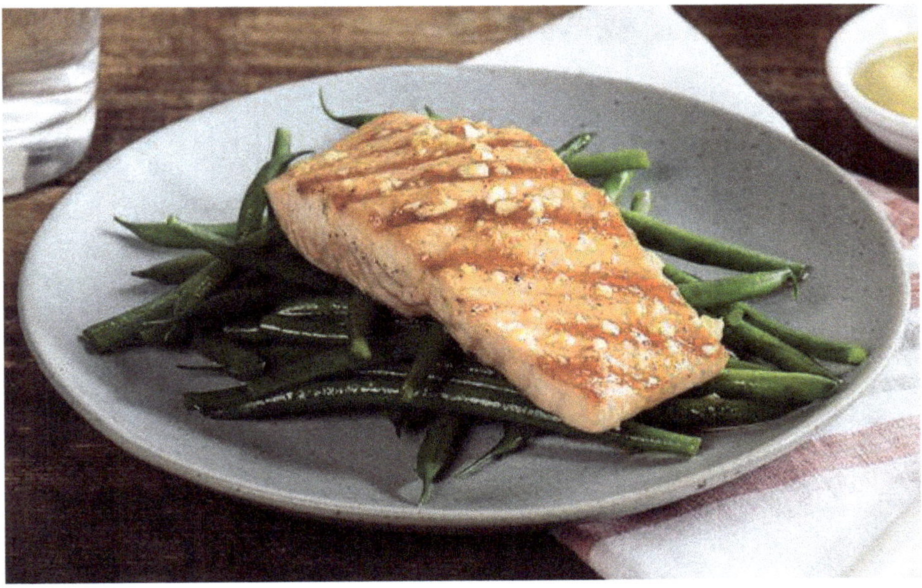

Obamas Sativa Samosas

STEINE 6

MANGO PUREE

- 1 reife Mango, Grube und Haut entfernt, gehackt

SAMOSAS

- Ein 16-Unzen-Paket gefrorener Blätterteig
- Saft aus 1 kleinen Limette
- Ein 12-Unzen-Tilapia-Filet
- 2 Teelöffel Currypulver und mehr nach Geschmack
- 1 Teelöffel Ingwerpulver

SUKUMA WIKI

- 2 Tassen gehackter Grünkohl, gedämpft
- 1 Tasse Tomatenwürfel
- 2 Teelöffel fein gehackte Frühlingszwiebeln

MANGO SAUCE

- 4 Esslöffel Simple Cannabutter
- 2 Esslöffel Mehl
- 1 Tasse Kokosmilch
- 2 Teelöffel fein gehackter Koriander

1. Um das Mangopüree zuzubereiten, geben Sie die Mango und eine halbe Tasse Wasser in einen Mixer

oder eine Küchenmaschine und pürieren Sie sie glatt. Beiseite legen.
2. Um die Samosas zuzubereiten, tauen Sie Blätterteig gemäß den Anweisungen in der Packung auf.
Beiseite legen.
3. Heizen Sie den Ofen auf 350 ° F vor.
4. Gießen Sie die Hälfte des Limettensafts über das Tilapia-Filet. Mit Curry und Ingwer abreiben. Im vorgeheizten Backofen 25 Minuten backen oder 2 bis 2 Minuten über heißen Kohlen grillen
3 Minuten pro Seite, bis der Fisch zart und schuppig ist. (Wenn Sie im Ofen backen, lassen Sie den Ofen eingeschaltet.) In kleine Stücke schneiden und beiseite stellen.
5. Um das Sukuma-Wiki zuzubereiten, braten Sie Grünkohl mit Tomaten und Frühlingszwiebeln in einem Topf bei mittlerer Hitze an, bis er welk ist. Kühlen Sie ab und drücken Sie überschüssige Flüssigkeit heraus.
6. Um die Mangosauce zuzubereiten, erhitzen Sie den Cannabutter bei schwacher Hitze in einem Topf, bis er schmilzt. Legen Sie 2 Esslöffel geschmolzenen Cannabutter zum Bürsten des Gebäcks beiseite. Fügen Sie Mehl zu den restlichen 2 Esslöffeln Butter in der Pfanne hinzu und verquirlen Sie bei schwacher Hitze, bis die Klumpen verschwunden sind. Fügen Sie die Kokosmilch, $\frac{1}{4}$ Tasse Mangopüree, den restlichen

Limettensaft, den Koriander und das Currypulver nach Geschmack hinzu.
Rühren, bis die Sauce eindickt.
7. Um die Samosas zusammenzubauen, schneiden Sie den Blätterteig in 3-Zoll-Quadrate. Etwa einen gehäuften Esslöffel Sukuma-Wiki und Fisch auf die Blätterteigquadrate legen und dann zu Dreiecken falten, die Ränder mit Wasser versiegeln und mit einer Gabel drücken, bevor das Gebäck mit dem reservierten Cannabutter gebürstet wird. Backen Sie bis goldbraun, ungefähr 15 bis 20 Minuten.

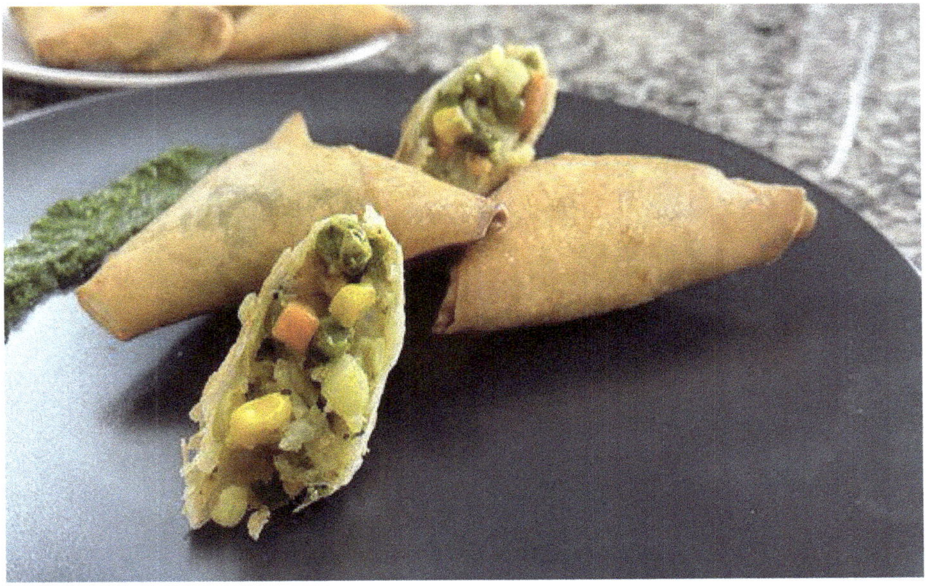

Marihuana gebackener Lachs

Zutaten:

- 1 aufgetautes Lachsfilet, 1 Pfund
- 8 Gramm Cannabis
- 2 Knoblauchzehen, gehackt
- 1 große Zwiebel, gehackt
- 1 TL Pfeffer
- 1 Tomate, dünn geschnitten
- 3 EL trockene Semmelbrösel
- 1 EL Pflanzenöl (Optional: durch Cannabis-Olivenöl ersetzen)

Richtungen:

1. Mahlen Sie das Cannabis mit einer Kaffeemühle, bis es zu einem feinen Pulver wird. Mit trockenen Semmelbröseln mischen und beiseite stellen. Sprühen Sie eine flache Backform mit Antihaftbeschichtung ein.
2. Den Fisch in die Backform geben und mit Oregano, Knoblauch und Pfeffer bestreuen.
3. Mit Tomatenscheiben und Zwiebeln bestreichen. Brotkrumen mit Öl mischen und einen Mantel auf den Fisch legen.

4. Bei 350 Grad ca. 12-15 Minuten backen oder bis der Fisch leicht abblättert. 4 Portionen.

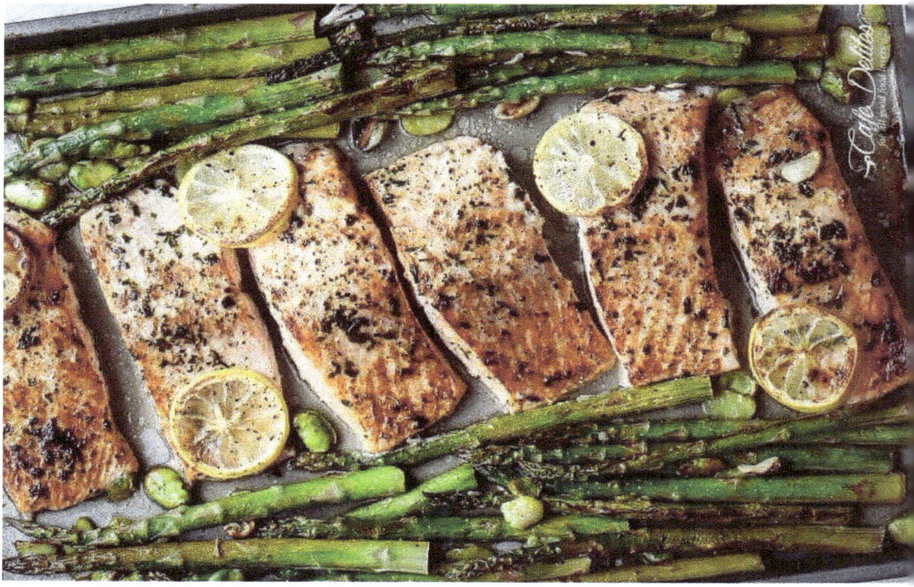

Fischtacos

Zutaten

- 2 Pfund Tilapia-Filets
- 2 Esslöffel Limettensaft
- 2 Teelöffel Salz
- 1 Teelöffel gemahlener schwarzer Pfeffer
- Teelöffel Knoblauchpulver 1 Teelöffel Paprika-Kochspray
- Esslöffel Unkrautbutter
- 1/2 Tasse fettfreier Joghurt
- 2 Esslöffel Limettensaft
- 1 1/2 Esslöffel gehackter frischer Koriander
- 1 1/2 Teelöffel Dosen-Chipotle-Paprika in Adobo-Sauce
- 16 (5 Zoll) Maistortillas
- 2 Tassen zerkleinerter Kohl
- 1 Tasse geriebener Monterey Jack Käse
- 1 Tomate, gehackt
- Avocado - geschält, entkernt und in Scheiben geschnitten
- 1/2 Tasse Salsa
- Frühlingszwiebeln, gehackt

Richtungen

1. Tilapia-Filets mit 2 EL Limettensaft einreiben und mit Salz, schwarzem Pfeffer, Knoblauchpulver und Paprika würzen.
2. Sprühen Sie beide Seiten jedes Filets mit Kochspray ein.
3. Grill für mittel vorheizen

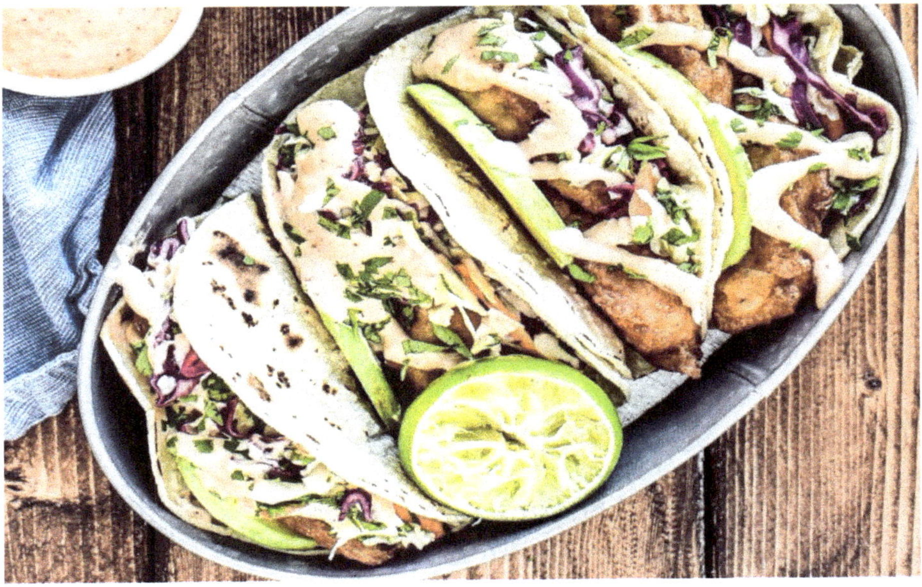

Marihuana gebackener Tilapia

Zutaten

- 4 (4 Unzen) Filets Tilapia
- 2 Teelöffel Unkrautbutter
- 1/4 Teelöffel Old Bay Seasoning TM oder nach Geschmack
- 1/2 Teelöffel Knoblauchsalz oder nach Geschmack
- 1 Zitrone, in Scheiben geschnitten
- 1 Packung gefrorener Blumenkohl mit Brokkoli und rotem Pfeffer

Richtungen

1. Heizen Sie den Ofen auf 190 Grad vor. Fetten Sie eine 9x13 Zoll Auflaufform ein.
2. Die Tilapia-Filets auf den Boden der Auflaufform legen und mit Unkrautbutter bestreichen.
3. Mit Old Bay-Gewürzen und Knoblauchsalz würzen. Belegen Sie jede mit ein oder zwei Zitronenscheiben. Das gefrorene gemischte Gemüse um den Fisch legen und leicht mit Salz und Pfeffer würzen.
4. Decken Sie das Gericht ab und backen Sie es 25 bis 30 Minuten im vorgeheizten

Ofen, bis das Gemüse zart ist und der Fisch mit einer Gabel leicht abblättert.

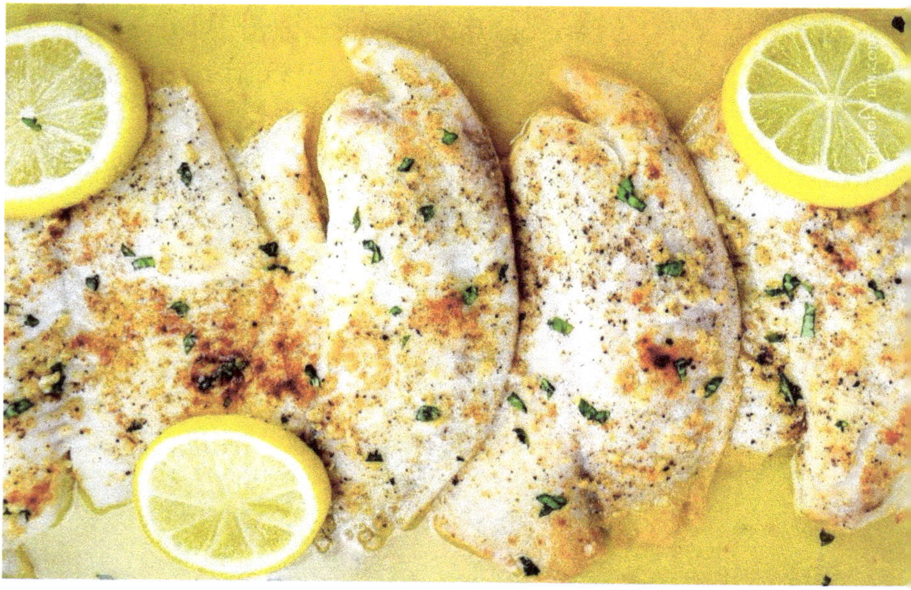

MAIN DISH-SANDWICH & BURGERS

Marihuana Baked Pizza Sandwich

Zutaten:

- 1 lb mageres Rinderhackfleisch
- 15 Unzen Tomatensauce; 1 Dose ODER 15 Unzen Pizzasauce; 1 Dose
- 1ts Oregano Blätter
- 1c Keks-Backmischung
- 1 jedes Ei; Groß
- 2/3 c Unkrautmilch
- 8 Unzen Käse
- 2 Unzen Pilze, geschnitten, abgetropft, 1Cn
- 1/4 c Parmesan; Gerieben

Vorbereitung:

1. der Ofen auf 400 Grad F.
2. Kochen und rühren Sie das Fleisch in einer großen Pfanne, bis es braun ist. Lassen Sie das überschüssige Fett ab. Die Hälfte der Tomatensauce und die Oreganoblätter in die Fleischmischung einrühren.
3. Zum Kochen bringen, dann die Hitze reduzieren und unbedeckt 10 Minuten köcheln lassen. Während die Fleischmischung kocht, mischen Sie die Backmischung, das Ei und die

Unkrautmilch. 3/4 Tasse Teig abmessen und beiseite stellen. Den restlichen Teig in einer gefetteten Backform 9 x 9 x 2 Zoll verteilen.

4. Gießen Sie die restliche Tomatensauce über den Teig und verteilen Sie sie gleichmäßig.
5. 4 Scheiben Käse, die Fleischmischung, die Pilze und den restlichen Käse auf den Teig und die Tomatensauce legen. Den reservierten Teig oben auf den Käse geben.
6. Die Teigoberseite mit dem geriebenen Parmesankäse bestreuen und unbedeckt 20 bis 25 Minuten backen, bis sie goldbraun ist.
7. 5 Minuten abkühlen lassen, bevor in Quadrate geschnitten und serviert wird.

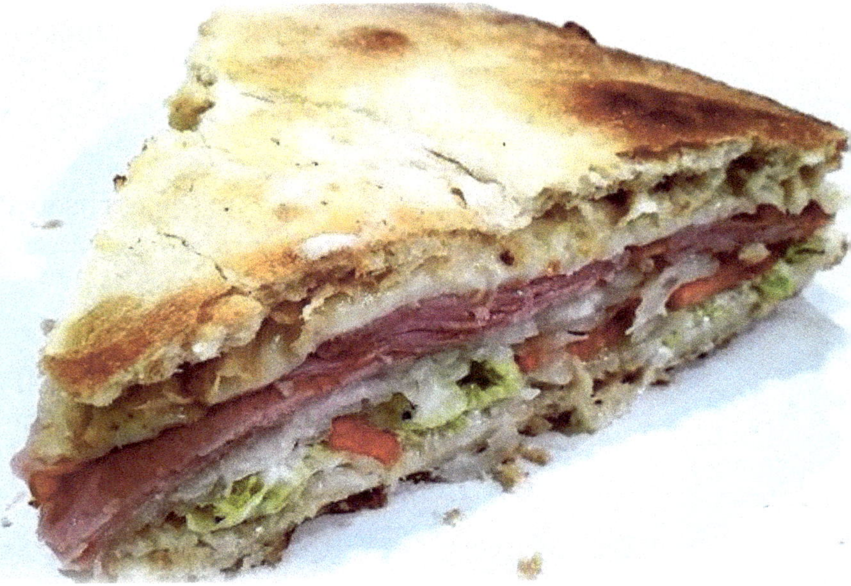

Marihuana Sloppy Joe Sandwiches

Zutaten:

- 2/3 Tasse Olivenöl mit Cannabis
- 1 1/3 Tasse Ketchup
- 1/2 Tasse Wasser
- 1/4 Tasse weißer Zucker
- 1 EL brauner Zucker
- 1 EL Rotweinessig
- 1 EL zubereiteter gelber Senf
- 1 TL Salz
- 1/4 TL gemahlener schwarzer Pfeffer
- 1/4 TL Paprika
- 2 Pfund Rinderhackfleisch
- 2 TL gehackte Zwiebel
- 2 EL Sojasauce Hamburger Brötchen

Richtungen:

1. Mischen Sie Ketchup, Wasser, mit Cannabis angereichertes Olivenöl, Weißzucker, braunen Zucker, Essig, Senf, Salz, Pfeffer und Paprika in einem großen Topf bei schwacher Hitze.
2. Nicht kochen, sondern weiter warm halten. In einem separaten großen Topf das Rinderhackfleisch, die Zwiebel und die Sojasauce bei mittlerer Hitze kochen

und umrühren, bis das Rindfleisch gebräunt und vollständig gekocht ist.

3. Das Fett vom Rindfleisch abtropfen lassen. Rühren Sie das Rindfleisch in die warme Sauce und erhitzen Sie es zehn Minuten lang auf niedriger Stufe.
4. Schaufeln Sie auf geröstete Brötchen und genießen Sie mit Ihren Lieblingsbelägen!

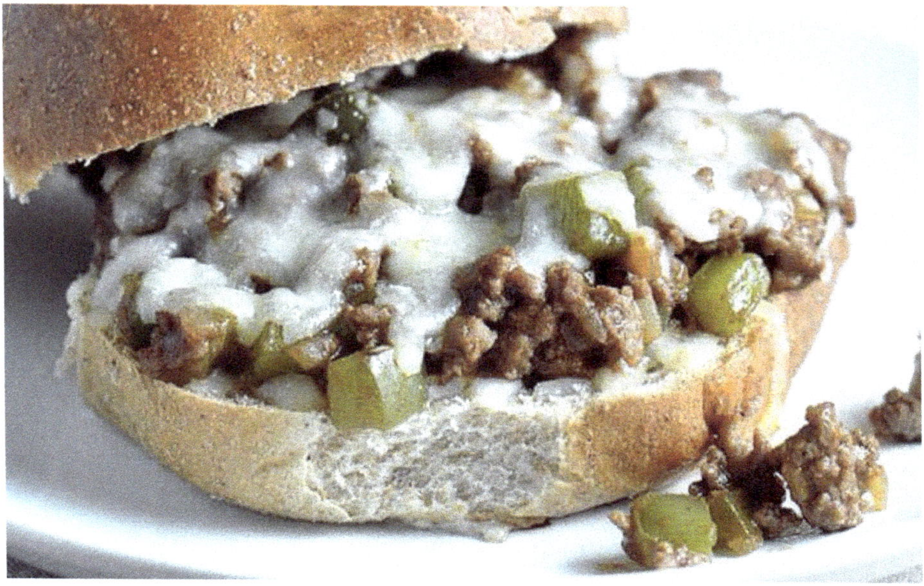

Marihuana Loosemeat Sandwiches

Zutaten:

- 2 Pfund Rinderhackfleisch
- 1 Teelöffel Salz
- 1/2 Teelöffel gemahlener schwarzer Pfeffer
- 1 1/2 Tassen Wasser
- 1 Zwiebel, gehackt
- 24 Scheiben Dillgurkenscheiben
- 4 Unzen zubereiteter Senf
- 8 Hamburgerbrötchen
- 2 Esslöffel Unkrautbutter

Vorbereitung:

1. In einer großen Pfanne bei mittlerer Hitze das Rinderhackfleisch braun kochen. Ablassen. Zurück in die Pfanne mit Salz, Pfeffer und Wasser geben. Reduzieren Sie die Hitze auf niedrig und köcheln Sie unbedeckt 15 bis 30 Minuten lang, bis das Wasser verschwunden ist.
2. Fleisch auf Brötchen mit gehackten Zwiebeln, Dillgurkenscheiben und Senf servieren.
3. Tragen Sie Unkrautbutter wie gewünscht auf das Brötchen auf.

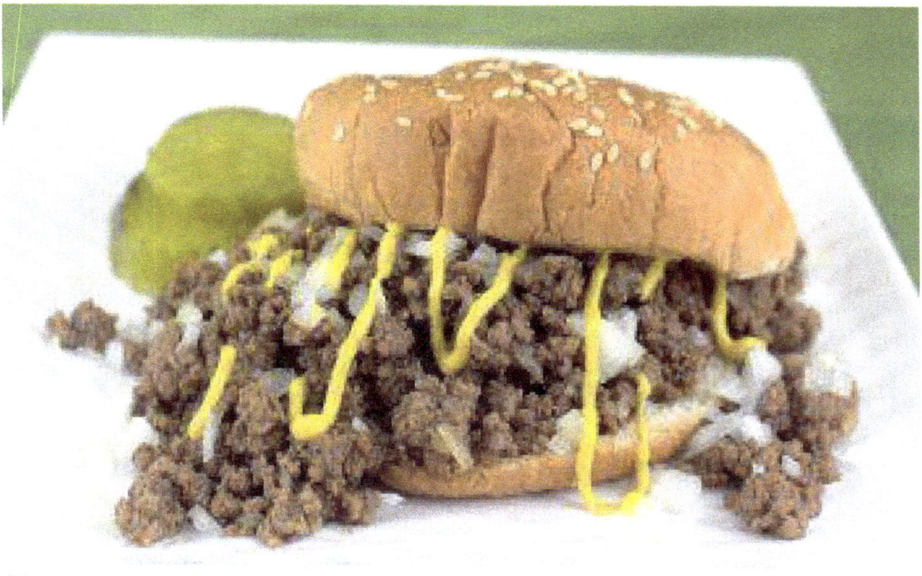

Marihuana Reuben Sandwich

Zutaten:

- 2 Scheiben Roggenbrot
- Esslöffel Unkrautbutter, erweicht
- Unzen dünn geschnittenes Corned Beef
- 2 Unzen Sauerkraut
- 1 Scheibe Mozzarella

Vorbereitung:

1. Mittlere Pfanne bei mittlerer Hitze erhitzen. Butterbrot auf einer Seite. Legen Sie eine Scheibe Brot mit der gebutterten Seite nach unten in die Pfanne.
2. Corned Beef, Sauerkraut und Mozzarella auf Brot legen.
3. Mit der restlichen Scheibe Brot belegen.
4. Einmal wenden, bis das Brot braun ist, das Sandwich durchgeheizt und der Käse geschmolzen ist.
5. Sofort servieren.

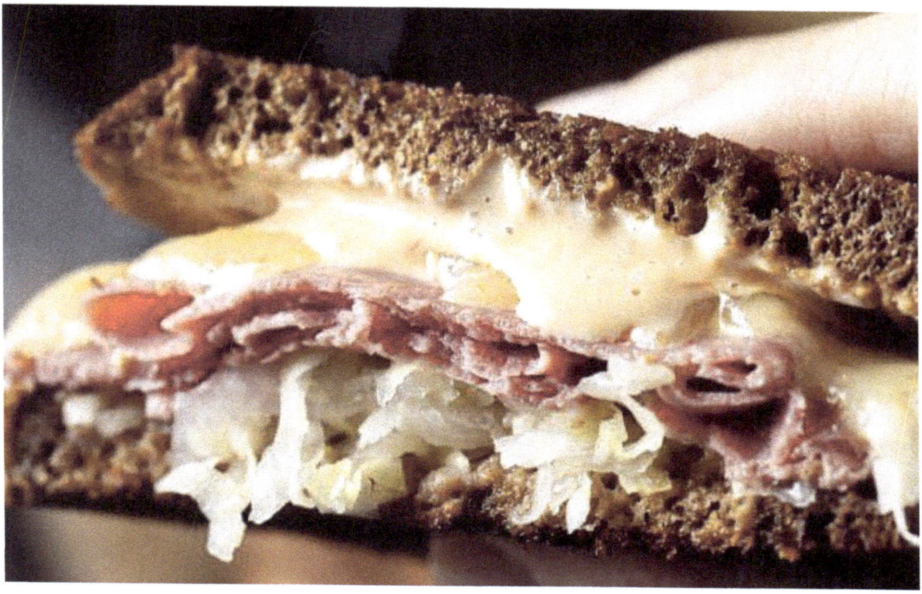

Gegrillte Rindfleisch-Sandwiches mit Marihuana

Zutaten:

- 3 Pfund Rinderfutter
- 2 gehackte Zwiebeln
- 1 Dose Tomatenwürfel mit Saft
- 1/2 Tasse destillierter weißer Essig
- 1/2 Tasse Wasser
- 3 Esslöffel Zucker
- 1/3 Flasche Worcestershire Sauce Salz und Pfeffer nach Geschmack 2 Esslöffel Unkrautbutter

Vorbereitung:

1. Braten in einen holländischen Ofen geben und mit gehackten Zwiebeln bestreuen. Mit Tomaten, Wasser, Zucker und Worcestershire-Sauce bedecken. Mit Salz und Pfeffer würzen.
2. Bei mittlerer Hitze 3 Stunden bei leicht angelehntem Deckel kochen.
3. Fleisch entfernen und mit 2 Gabeln zerkleinern. Knochen, Fett und Knorpel wegwerfen. Das zerkleinerte Fleisch wieder in die Sauce geben und 15 bis 20 Minuten kochen, bis die Flüssigkeit reduziert ist.
4. Nach Belieben Unkrautbutter auftragen

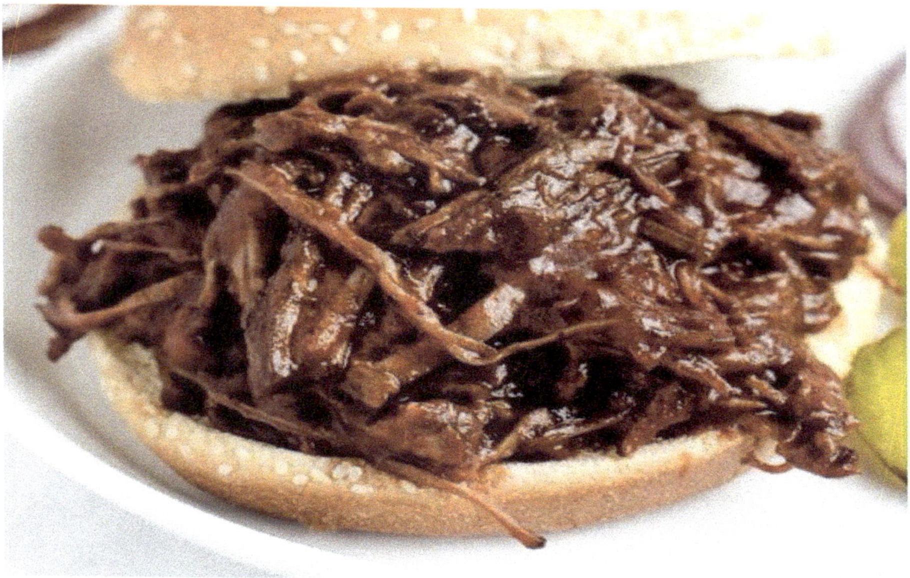

MAIN DISH-PASTA

Marihuana Creamy Basil Chicken Chicken Pasta

Zutaten:

- 1 Pfund Campanelle oder Gemelli Nudeln
- 1 Pfund (ungefähr 2 große) Hähnchenbrust ohne Knochen und ohne Haut, gewürfelt
- ½ Tasse Semmelbrösel
- ¼ Tasse Unkrautöl
- 6-8 Knoblauchzehen, gehackt
- 3 Tassen Hühnerbrühe
- 1 1/2 Tassen Sahne
- 1 Teelöffel Salz
- 1/2 Teelöffel Pfeffer
- 2-3 Tassen fein zerkleinerter Fontina-Käse
- 1 Tasse gehacktes frisches Basilikum

Richtungen:

1. Kochen Sie die Nudeln gemäß den Anweisungen in der Packung. Abgießen (nicht ausspülen!) Und wieder in den Topf geben. Etwa einen Esslöffel Olivenöl hinzufügen und abdecken, um warm zu bleiben.
2. Während die Nudeln kochen, hacken Sie das Huhn und legen Sie es in einen Aufbewahrungsbeutel mit Reißverschluss.

Fügen Sie einen Semmelbrösel-Shake hinzu und drücken Sie mit den Händen die Krümel in das Huhn, bis sie vollständig überzogen sind und die meisten Krümel nicht mehr locker sind.

3. Unkrautöl bei mittlerer Hitze in einer großen Pfanne erhitzen. Fügen Sie Huhn hinzu und werfen Sie gelegentlich, so dass alle Seiten gebräunt werden. Etwa 7 Minuten in Knoblauch hinzufügen und werfen. Versuchen Sie, dies zu werfen, anstatt es zu „rühren". Dadurch bleiben die Semmelbrösel am Huhn haften. Weitere 3 Minuten kochen lassen (das größte Stück überprüfen, um sicherzustellen, dass es fertig ist) und das Huhn aus der Pfanne nehmen.
4. Wenn noch eine Tonne Öl in der Pfanne ist, gießen Sie das meiste heraus. Wenn nicht, fügen Sie Hühnerbrühe, Sahne, Salz und Pfeffer hinzu. Zum Kochen bringen, dann Käse hinzufügen, zum Kochen bringen und kochen, dabei gelegentlich 5 Minuten lang verquirlen. Basilikum hinzufügen und unter gelegentlichem Rühren weitere 5 Minuten kochen lassen. Über die Nudeln gießen und umrühren, bis alles gut vermischt ist. Mit Basilikum garnieren.

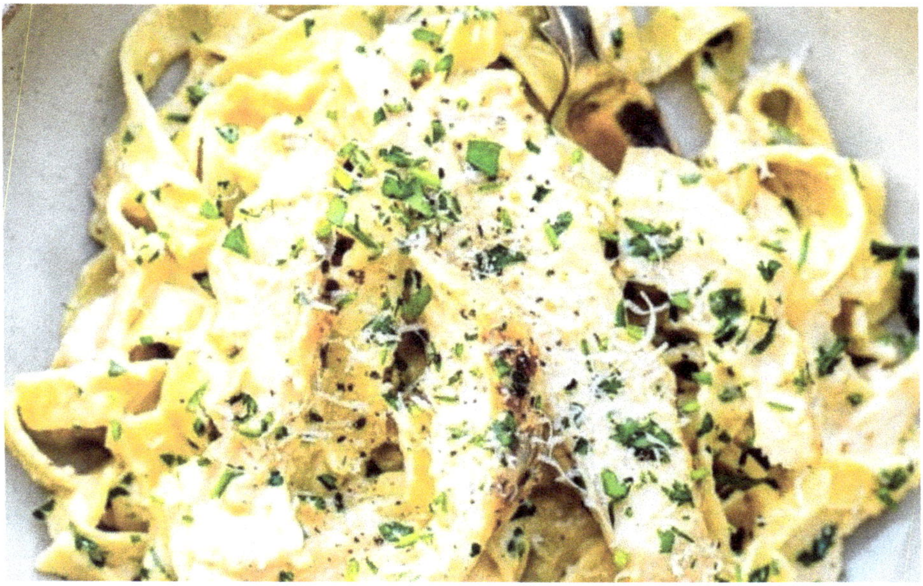

Gegrillte Garnelen-Nudeln mit Marihuana-Knoblauch-Basilikum

Zutaten:

- 2 Pfund geschälte ungekochte Garnelen.
- 10 Roma-Tomaten.
- 3 EL frisches Basilikum.
- 6 Knoblauchzehen.
- 1/4 Tasse Unkrautöl.
- EL Zitronensaft.
- 2 EL frische Petersilie.
- 2 EL Weißwein.
- 1 EL frischer Oregano.
- 1 Teelöffel Salz.
- 1 Teelöffel Pfeffer.
- Engelshaarnudeln.

Richtungen:

Für Garnelen und Marinade:

1. 3 Knoblauchzehen, 2 EL frische Petersilie und 1 EL frischen Oregano fein hacken und in eine Schüssel geben.
2. Fügen Sie 3/4 Tasse Olivenöl, Zitronensaft, Salz, Pfeffer und Weißwein hinzu.
3. Mischen.
4. Garnelen hinzufügen.
5. Drei Stunden marinieren lassen.

6. Bei mittlerer Hitze grillen.

Soße:

1. Roma-Tomaten, 3 Knoblauchzehen und Basilikum hacken.
2. Gehackte Tomaten, Knoblauch und Basilikum in eine Saucenpfanne geben.
3. Fügen Sie 1/2 Tasse Unkrautöl hinzu.
4. Fügen Sie Salzpfeffer hinzu.
5. 5 Minuten unter Rühren kochen lassen.
6. Kombinieren: Sauce auf gekochtes Engelshaar geben und dann gegrillte Garnelen hinzufügen.

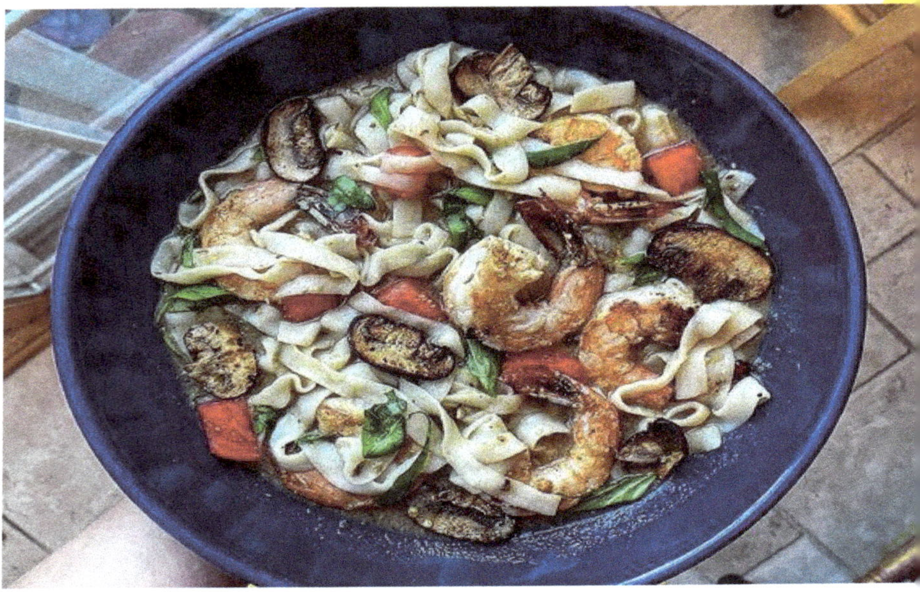

Große leichte Aubergine Alfredo

STEINE 6

- 1 große Aubergine, 1 Zoll dick geschnitten
- 2 Tassen Merlot
- 1 Esslöffel fein gehackte Pilze
- 1 Knoblauchzehe, fein gehackt
- 1 Esslöffel fein gehackte sonnengetrocknete Tomaten
- 3½ Tassen plus 2 Esslöffel THC-Öl
- 3 Eier
- ½ Tasse Milch
- 1 Eiweiß
- 3 Tassen Semmelbrösel
- 2½ Tassen geriebener Parmesan
- 1 Teelöffel italienisches Gewürz
- 1 Pfund Penne Pasta
- 10 Esslöffel (1¼ Sticks) Butter
- 1½ Tassen Sahne
- 1 Teelöffel gemahlene Muskatnuss
- 1 Teelöffel Salz

1. Heizen Sie den Ofen auf 250 ° F vor.
2. Die Auberginenscheiben 1 Stunde in Merlot einweichen.
3. In der Zwischenzeit die Pilze, den Knoblauch, die Tomaten und 3 Tassen THC-Öl in einer 4-Liter-Glasbackform mischen. 1½ Stunden backen, dann aus dem Ofen nehmen und abkühlen lassen. Verwenden Sie einen geschlitzten Löffel, um das

Gemüse zu entfernen und wegzuwerfen, und bewahren Sie das Öl auf.

4. Wenn die Aubergine mariniert ist, mischen Sie 2 Eier und die Milch in einer flachen Pfanne oder Schüssel. Dies wird Ihre Eiwäsche sein. Mischen Sie in einer zweiten Pfanne oder Schüssel 1 Ei, 1 Eiweiß, die Semmelbrösel, 2 Tassen Parmesan und das italienische Gewürz zu einem Teig. Tauchen Sie die Auberginenscheiben in die Eiwäsche, dann in den Teig eintauchen und beiseite stellen. Wiederholen Sie mit den restlichen Auberginenscheiben.
5. Bringen Sie einen großen Topf Wasser zum Kochen, um die Nudeln zu kochen.
6. In einer großen Pfanne das reservierte Ganjaöl bei starker Hitze erwärmen und die Auberginenscheiben goldbraun braten.
7. Kochen Sie Ihre Nudeln gemäß den Anweisungen in der Packung und lassen Sie sie abtropfen. Werfen Sie sie mit 2 Esslöffeln THC-Öl.
8. Jetzt können Sie Ihre Sauce zubereiten. In einer separaten Pfanne die Butter mit dem restlichen $\frac{1}{2}$ Tasse THC-Öl unter ständigem Rühren schmelzen. Die Sahne langsam unterrühren. Fügen Sie die verbleibende halbe Tasse Parmesan, die Muskatnuss und Salz hinzu. Rühren, bis es eingedickt ist.
9. Sauce über die gebratenen Auberginen und frischen Nudeln servieren.

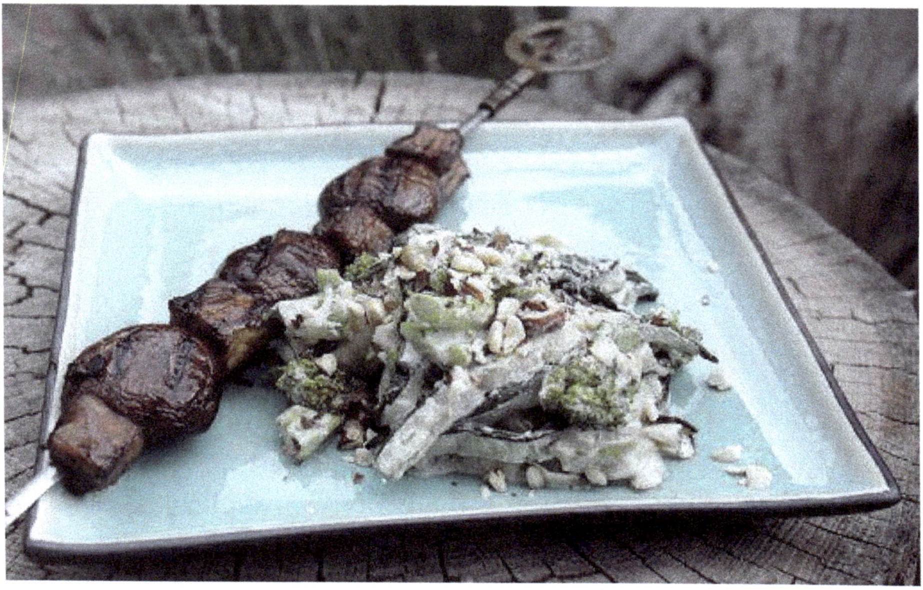

Ganja Omas geräucherter Mac 'n' Käse

- ½ Tasse kalt Simple Cannabutter plus 1 Esslöffel geschmolzen
- ½ Tasse (1 Stick) ungesalzene Butter
- 1 Tasse Mehl
- 4 Tassen Milch
- 2 Teelöffel Salz
- ¼ Teelöffel Cayennepfeffer
- 1 Teelöffel gemahlener schwarzer Pfeffer
- 1 Pfund Penne Pasta, gekocht
- 1 Tasse geräucherter Mozzarella-Käse
- 1 Tasse geriebener Cheddar-Käse
- 1 Tasse geriebener amerikanischer oder Schweizer Käse
- ¾ Tasse geriebener Parmesan
- ¼ Tasse Semmelbrösel

1. Heizen Sie den Ofen auf 350 ° F vor.
2. In einem großen Topf bei mittlerer Hitze den Cannabutter und die Butter zusammenschmelzen. Fügen Sie das Mehl hinzu und verquirlen Sie es 3 bis 5 Minuten lang gut, während die Mischung kocht.
3. In der Zwischenzeit die Milch in einem mittelgroßen Topf bei starker Hitze zum Kochen bringen.
4. Die erhitzte Milch langsam in die Butter-Mehl-Mischung geben und gut verquirlen. Fügen Sie das Salz, den Cayennepfeffer und den schwarzen

Pfeffer hinzu und kochen Sie weiter, bis die Mischung zum Kochen kommt. Vom Herd nehmen, gekochte Penne und Käse unterrühren und $\frac{1}{4}$ Tasse Parmesan für den Belag aufbewahren.

5. Gießen Sie die Penne-Mischung in eine gefettete 9 x 13 Zoll große Auflaufform. Kombinieren Sie die Semmelbrösel mit dem restlichen Parmesan und dem 1 Esslöffel geschmolzenen Cannabutter und streuen Sie ihn auf die Penne. 30 bis 40 Minuten backen, bis sie goldbraun und sprudelnd sind.

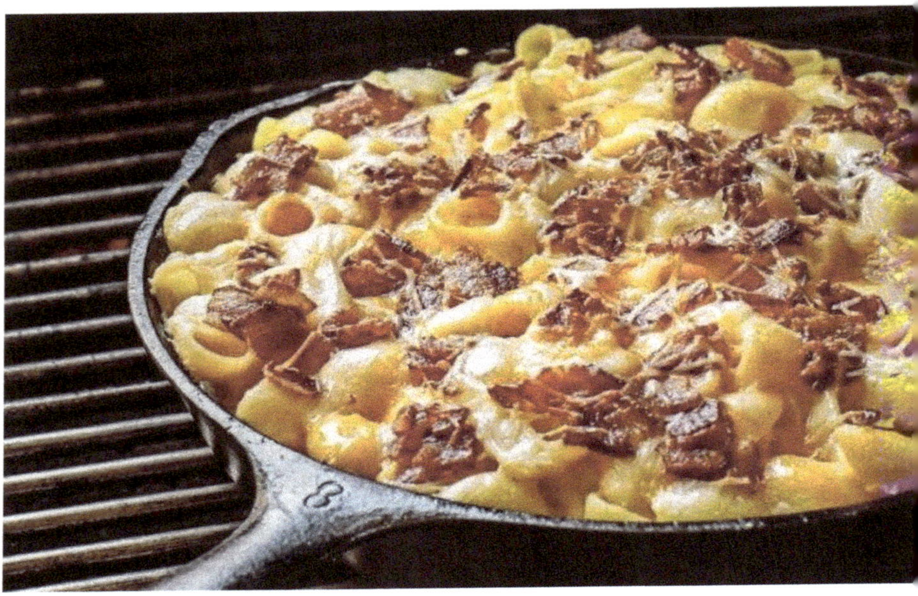

Rote, grüne und goldene Rasta-Nudeln

STEINE 6

- 1 Pfund Packung Spinat Rotini Nudeln
- 1 Esslöffel Olivenöl zum Werfen
- 1 Bund (ca. ½ Pfund) Spargel, in 3-Zoll-Stücke gehackt
- 1 Tasse THC Olivenöl
- ½ Tasse gehackter Lauch
- 3 Knoblauchzehen, gehackt
- 1 große rote Paprika, in Scheiben geschnitten
- 1 große gelbe Paprika, in Scheiben geschnitten
- 1 Tasse Pilze, in Scheiben geschnitten
- ½ Tasse sonnengetrocknete Tomaten, gehackt
- ¼ Tasse geriebener Romano-Käse
- ¼ Tasse geriebener Parmesan
- ¼ Tasse geriebener Mozzarella
- ½ Teelöffel getrocknetes Basilikum
- ½ Teelöffel frischer Thymian
- ½ Teelöffel frischer Oregano
- Salz

1. Die Rotini-Nudeln gemäß den Anweisungen in der Packung kochen, abtropfen lassen, mit Olivenöl vermengen und beiseite stellen.

2. Den Spargel in einem Gemüsedampfer über kochendem Wasser al dente (ca. 1 bis 2 Minuten) dämpfen und beiseite stellen.

3. In einer großen Bratpfanne bei mittlerer Hitze eine halbe Tasse Cannabisöl erwärmen und den Lauch 8 Minuten lang oder bis er goldbraun ist anbraten. Dann den Knoblauch und die Paprika dazugeben und weitere 5 Minuten anbraten. Fügen Sie die Pilze hinzu und braten Sie sie an, bis sie ihre Säfte freigesetzt haben, ungefähr 5 Minuten. Vom Herd nehmen.

4. Das sautierte Gemüse mit den gekochten Nudeln in einer großen Schüssel mischen und den gedämpften Spargel, die sonnengetrockneten Tomaten, den Käse, die Kräuter und das Salz nach Geschmack hinzufügen. Gießen Sie das restliche $\frac{1}{2}$ Tasse THC-Olivenöl über die Mischung und werfen Sie es zum Überziehen.

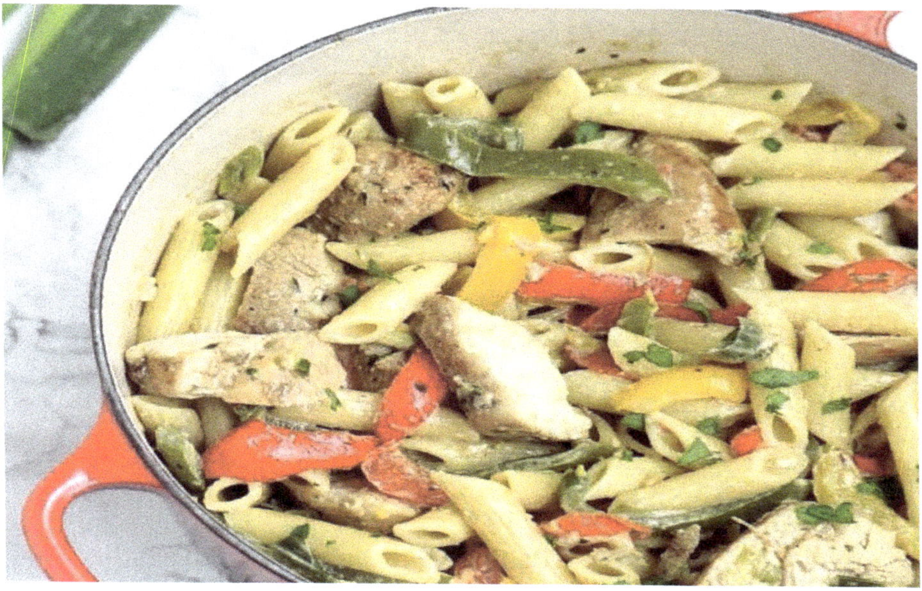

Marihuana Alfredo Pasta Sauce

Zutaten:

- 1/2 Stick (1/4 Tasse) Canna Butter
- 1 Tasse Sahne (verwenden Sie medizinisches Milchrezept auf Sahne für eine noch stärkere Sauce) 2 Knoblauchzehen (gehackt)
- Oregano nach Geschmack
- 1,5 Tasse frisch geriebener Parmesan oder Gruyere
- 1/4 Tasse frisch gehackte Petersilie

Richtungen:

1. Zuerst die Canna Butter in einem Topf bei mittlerer bis niedriger Hitze schmelzen. Fügen Sie die Sahne (hoffentlich medizinisch) hinzu und kochen Sie sie 5 Minuten lang bei der gleichen Temperatur.
2. Fügen Sie den Knoblauch, den Käse und den Oregano hinzu und rühren oder verquirlen Sie schnell, während Sie die Temperatur auf mittlerer bis niedriger Stufe belassen. 1 Minute vor dem Servieren die Petersilie einrühren und über Ihre Lieblingsnudeln einen

herzhaften und medizinischen Genuss gießen.

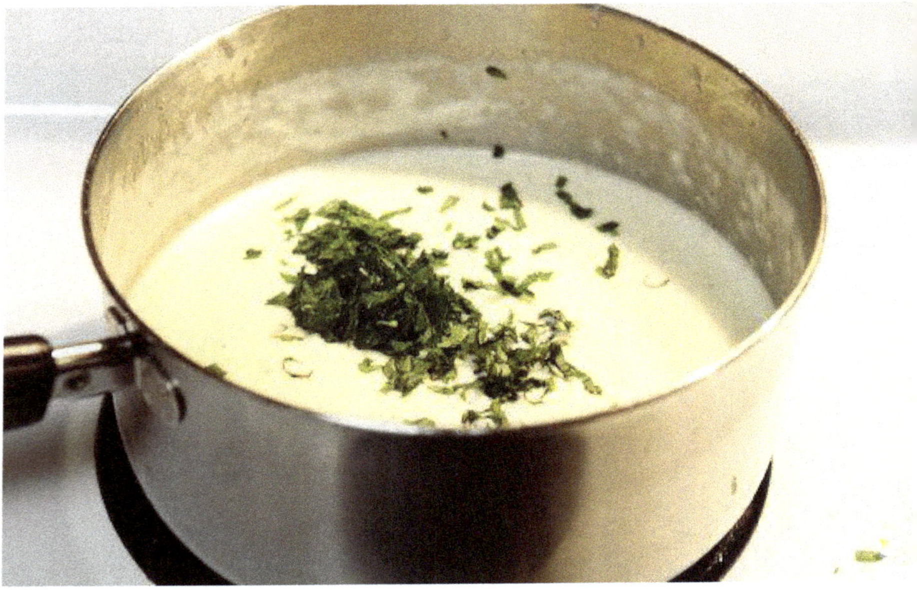

Marihuana-Spaghetti

Zutaten:

- 1/3 Tasse Olivenöl mit Cannabis
- 1 Packung Spaghetti
- 1 ganze Zwiebel Knoblauch, gehackt
- 2 EL Pflanzenöl
- 1 EL Sojasauce
- Parmesan Käse
- Salz und Pfeffer nach Geschmack

Richtungen:

1. In einem großen Topf Wasser zum Kochen bringen. Kochen Sie die Nudeln auf die gewünschte Zartheit. In der Zwischenzeit den Knoblauch in Würfel schneiden und in Pflanzenöl und Sojasauce bei mittlerer Hitze zart anbraten.
2. Stellen Sie die Hitze auf niedrig und fügen Sie das Cannabis-Olivenöl hinzu. Etwa fünf Minuten erhitzen und dann beiseite stellen.
3. Werfen Sie die Nudeln in das Öl und mischen Sie Salz, Pfeffer und Parmesan nach Geschmack. Serviert vier.

Koriander & sonnengetrocknete Tomaten Pesto

Zutaten:

- 1/3 Tasse natives Olivenöl extra vergine
- 1 Tasse gehackter frischer Koriander mit oder ohne Stiele
- 1/2 Tasse sonnengetrocknete Tomaten
- 1 gehackte frische Knoblauchzehe
- 1 EL. fein gehackte grüne Chilis oder frischer Jalapeño
- 1 Teelöffel. brauner Zucker
- Salz und Pfeffer nach Belieben

Richtungen:

1. Es ist nicht kritisch, aber wenn es die Zeit erlaubt, die sonnengetrockneten Tomaten mindestens 2 Stunden in Olivenöl einweichen.
2. Nach dem Einweichen Koriander, Tomaten, Chili oder Jalapeño, Olivenöl, Knoblauch und braunen Zucker mischen, bis alles gut vermischt ist.
3. Herausnehmen, servieren und genießen. Sie können es bis zu 2 Tage im Kühlschrank aufbewahren.

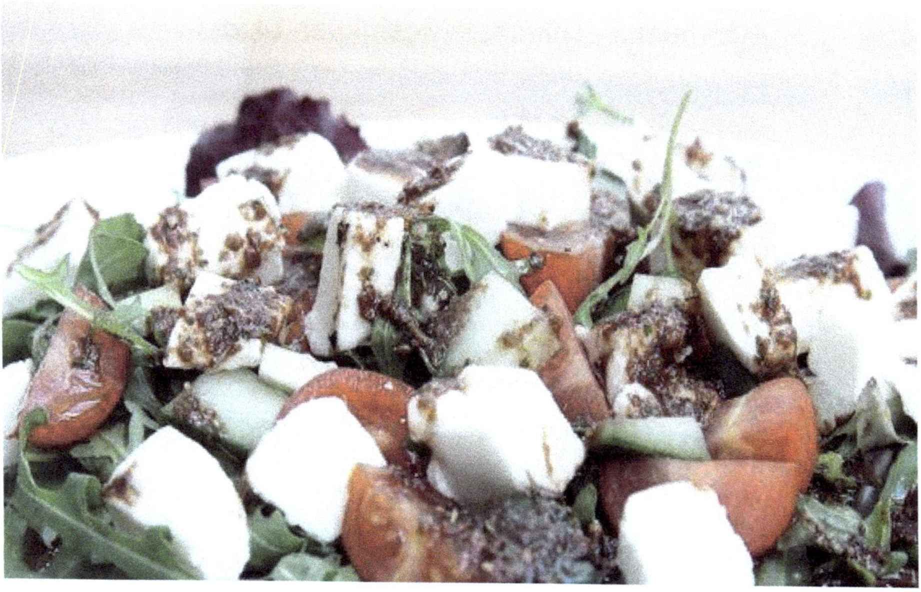

Marihuana-Tomaten-Basilikum-Nudeln

Zutaten:

- 1 Pfund Nudeln, vorzugsweise Spirale oder Fliege
- 4 Roma-Tomaten
- 5 gehackte Knoblauchzehen
- 3/4 Tasse Olivenöl mit Cannabis
- frisches Basilikumsalz und Pfeffer nach Geschmack

Richtungen:

1. Kochen Sie die Nudeln gemäß den Anweisungen. Während das Wasser kocht, bereiten Sie die Sauce vor.
2. Entfernen Sie die Samen von den Roma-Tomaten und würfeln Sie. Den Knoblauch fein hacken und das Basilikum in Streifen schneiden.
3. Kombinieren Sie die drei zusammen in einem mittelgroßen Topf, erhitzen Sie auf niedrig. Das mit Cannabis angereicherte Olivenöl, Salz und Pfeffer hinzufügen und unterrühren.
4. Vom Herd nehmen und in einer separaten Schüssel mit den gekochten Nudeln vermischen.
5. Ergibt vier sehr starke Portionen.

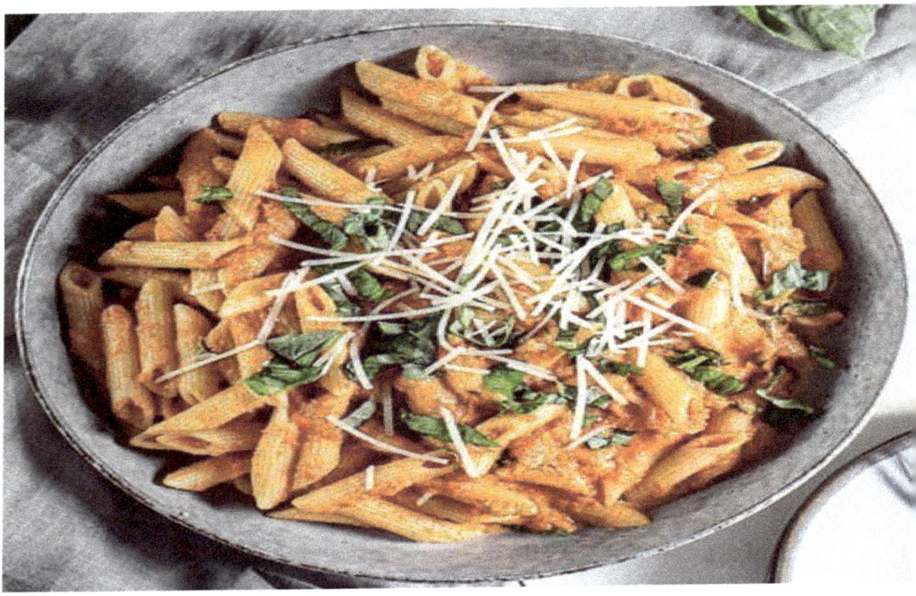

HAUPTGERICHTE ANDERE

Texas Cannabis Chili

STEINE 8

- 1 Esslöffel Rapsöl
- 2 Pfund grob gemahlenes Rindfleisch
- $\frac{1}{2}$ Tasse Simple Cannabutter
- Eine 15-Unzen-Dose Rinderbrühe
- Eine 8-Unzen-Dose Tomatensauce

Gewürze

- 1 Esslöffel Knoblauchpulver
- 1 Esslöffel Zwiebelpulver
- 1 Esslöffel Chilipulver
- 2 Teelöffel Wylers Rinderbrühe-Granulat
- 1 Teelöffel Paprika
- 1 Teelöffel Salz
- $\frac{1}{2}$ Teelöffel schwarzer Pfeffer
- $\frac{1}{2}$ Teelöffel Koriander
- $\frac{1}{2}$ Teelöffel Kreuzkümmel
- $\frac{1}{2}$ Teelöffel Oregano
- $\frac{1}{2}$ Teelöffel Cayennepfeffer

BEGLEITUNGEN

- Eiskaltes Bier
- Fettgelenk
- 1 Tasse gekochte Pintobohnen
- 1 Glas geschnittene Jalapeños
- 1 mittelweiße Zwiebel, gewürfelt
- 1 Packung Soda Cracker oder Saltine

1. Beschichten Sie zuerst den Boden eines großen Topfes mit dem Öl. Das Fleisch „grau" (unter leichtem Rühren braten, bis es gründlich angebraten ist), dann das Fett abtropfen lassen. Übertragen Sie das Fleisch in ein Sieb und gießen Sie etwas Wasser darüber, um das überschüssige Fett zu entfernen.

2. Den Cannabutter bei mittlerer Hitze im Topf schmelzen. Geben Sie das Fleisch in den Topf zurück, fügen Sie die Rinderbrühe hinzu, füllen Sie die Dose mit 15 Unzen Wasser und gießen Sie diese in den Topf. Fügen Sie die Tomatensauce hinzu und bringen Sie sie langsam zum Kochen. Die erste Gruppe von Gewürzen hinzufügen, umrühren und bei mittlerer Hitze 60 Minuten lang langsam kochen lassen. Fügen Sie die zweite Gruppe von Gewürzen hinzu, rühren Sie um und kochen Sie bei mittlerer Hitze weitere 45 Minuten lang langsam. Fügen Sie die dritte Gruppe von Gewürzen hinzu, rühren Sie um und kochen Sie weitere 15 Minuten langsam. Schmecken Sie nach Hitze und passen Sie die Gewürze nach Bedarf an.

3. Mit einem eiskalten Bier, einem fetten Joint und den Pintobohnen, Jalapeños, Zwiebeln und Crackern servieren.

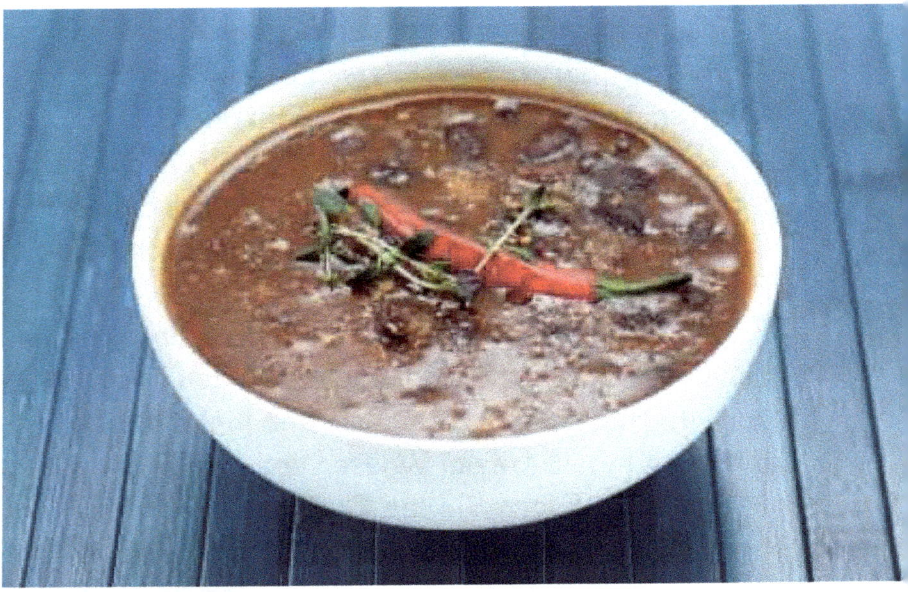

Brokkoli-Auflauf shroomin '

STEINE 6

- $\frac{1}{2}$ Tasse Simple Cannabutter
- Pflanzenöl zum Einfetten
- Blütchen aus 2 Köpfen frischer Brokkoli, gehackt
- 3 Tassen gekochter Reis
- 1 Pfund geriebener Cheddar-Käse
- 1 Tasse gehackte gelbe Zwiebel
- 1 Tasse gehackter Sellerie
- 3 Knoblauchzehen, fein gehackt
- 1 Tasse Morchel, Cremini oder Portobello-Pilze in Scheiben geschnitten
- $\frac{1}{4}$ Tasse Mandelblättchen
- Eine $10\frac{1}{2}$-Unzen-Dose Pilzsuppe
- $\frac{1}{2}$ Tasse Würfel ein Tag altes Brot

1. Heizen Sie den Ofen auf 350 ° F vor.
2. Schmelzen Sie Ihren Cannabutter in einer Pfanne bei mittlerer Hitze, entfernen Sie ihn und legen Sie ihn beiseite.
3. Fetten Sie eine 9 x 13 Zoll große Backform mit Pflanzenöl ein. Brokkoli, Reis, Käse, Zwiebel, Sellerie, Knoblauch, Pilze, Mandeln und Pilzsuppe mischen und in die Backform geben.
4. Die Brotwürfel in der Butter einweichen und dann über die gesamte Mischung verteilen.

45 bis 60 Minuten backen oder bis sie goldbraun und sprudelnd sind.

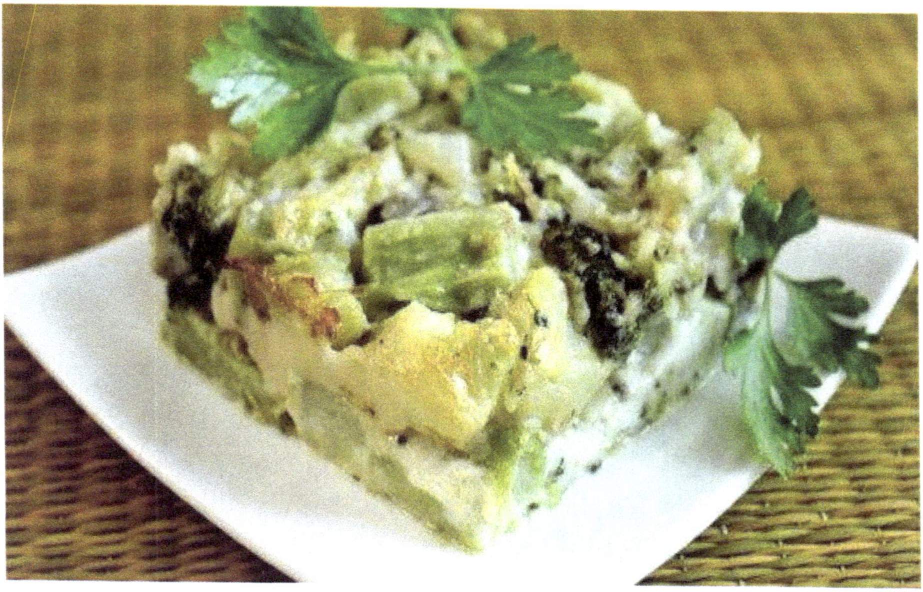

Om Kreis gefüllter Butternusskürbis

STEINE 4

- 1 Butternusskürbis (1 bis 2 Pfund)
- 1 Esslöffel Olivenöl
- 1½ Tassen gehackte Pilze
- 1 kleine gelbe Zwiebel, gehackt
- 2 große Knoblauchzehen, gehackt
- ½ Tasse süße rote Paprika, gehackt
- ½ Tasse grüner Paprika, gehackt
- ½ Teelöffel frischer Thymian
- ½ Teelöffel getrocknetes Basilikum
- 1 Teelöffel Salz
- ½ Tasse Simple Cannabutter, geschmolzen

1. Heizen Sie den Ofen auf 350 ° F vor.
2. Schneiden Sie den Butternusskürbis in zwei Hälften und entfernen Sie die Samen und das fadenförmige Fleisch von innen, indem Sie ihn mit einem Löffel abkratzen. Legen Sie die Kürbishälften in eine 9 x 13 Zoll große Auflaufform. Geben Sie 3 Zoll Wasser in die Auflaufform und backen Sie für 15 Minuten.
3. In der Zwischenzeit das Olivenöl in einer Bratpfanne bei mittlerer Hitze erwärmen. Fügen Sie die Pilze, Zwiebeln, Knoblauch, Paprika, Thymian, Basilikum und Salz hinzu und braten Sie sie 3 Minuten lang an oder bis die Zwiebeln etwas weich sind.

4. Übertragen Sie das sautierte Gemüse in den Hohlraum des Kürbisses und gießen Sie den geschmolzenen Cannabutter darüber. Weitere 20 Minuten backen und weiter mit den Pfannensäften begießen. Aus dem Ofen nehmen, wenn der Kürbis gabelig ist.

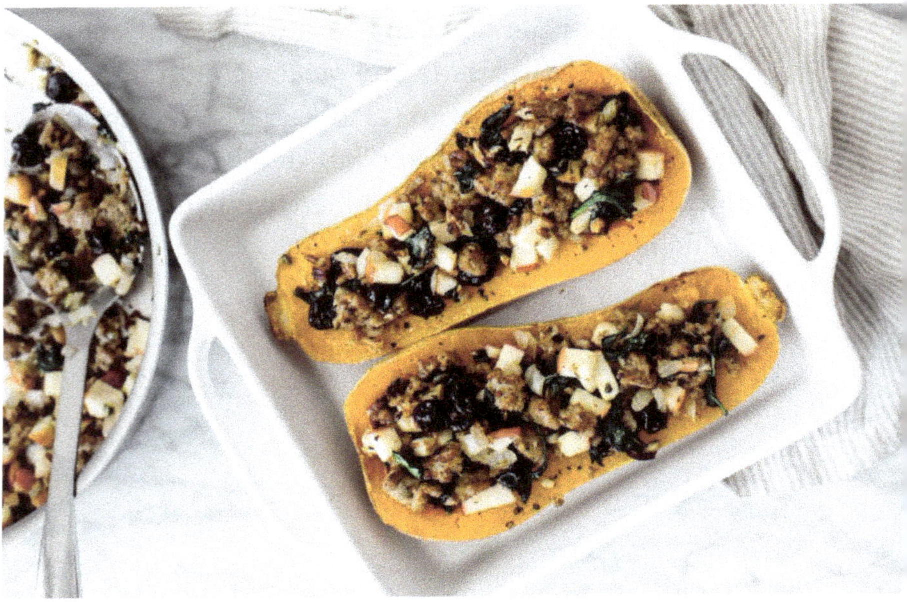

Marihuana Chili Con Carne

Zutaten:

- 5 EL. Canna Butter
- 30 oz. schwarze Bohnen
- 30 oz. Black Eyed Peas
- 30 oz. kidney-Bohnen
- gehackte Zwiebeln
- gehackte Tomaten
- 1,5 lbs. Rindfleisch
- 1/3 Tasse Rotwein
- 3 EL. Worcestersauce
- 2 EL. Chilipulver
- 2 EL. Kreuzkümmel
- 2 EL. zerkleinerter roter Pfeffer oder 1,5 TL. Cayennepfeffer in Pulverform

Richtungen:

1 Stellen Sie alle Bohnen und Erbsen in den größten Topf, den Sie haben, auf schwache Hitze. Sobald sich Dampf bildet, fügen Sie den Wein, alle Gewürze und die Worcester-Sauce hinzu. Nach 30 bis 45 Minuten die gehackten Tomaten und Zwiebeln unter gelegentlichem Rühren hinzufügen.

2 Fügen Sie das gekochte Rindfleisch hinzu, nachdem Sie dies getan haben. 20 - 30 Minuten

vor dem Servieren die Cannabisbutter hinzufügen.

3 Fertig kochen, servieren und genießen.

Warnung kann Sodbrennen verursachen.

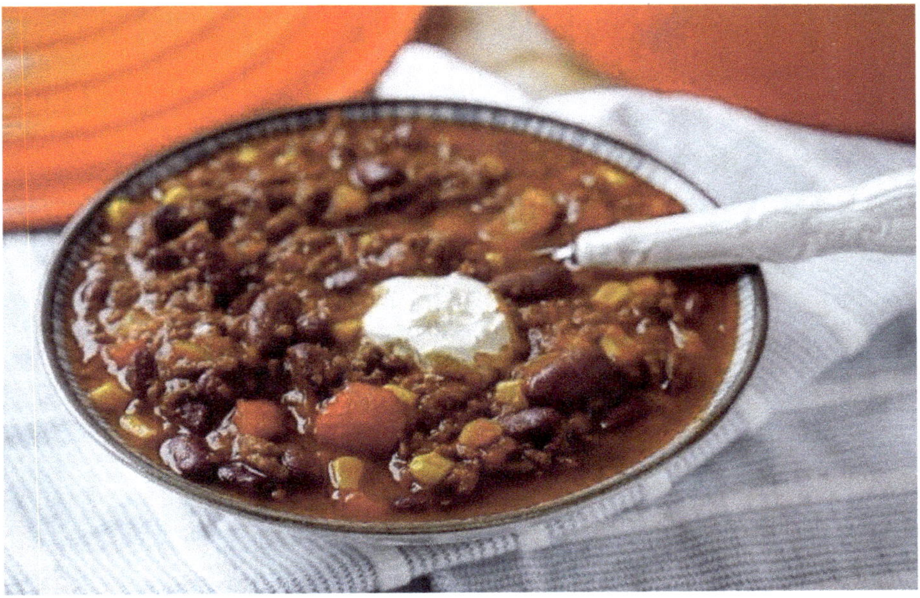

Marihuana-Hackbraten

Zutaten:

- 2 lbs. Rinderhackfleisch (oder Hackfleisch Ihrer Wahl)
- 1/2 Unze. fein gemahlenes Cannabis
- 1 fein gehackte Zwiebel
- 1 gehackte Tomate
- 1 gehackter Stangensellerie
- 1 Ei
- Stücke Toast (zerbröckelt in Semmelbrösel)

Richtungen:

1 Heizen Sie zuerst den Ofen auf 375 Grad Fahrenheit vor. Dann mischen Sie alle Zutaten in einer großen Schüssel.

2 Stellen Sie sicher, dass das Fleisch, das Sie verwenden, eine angemessene Menge Fett enthält, da Sie es benötigen, damit das THC durch die Hitze richtig aktiviert und von Fett und Ei absorbiert wird.

3 Legen Sie den neu geformten Fleischteig in eine Hackbratenpfanne und backen Sie ihn eine Stunde lang oder bis die Innentemperatur 160 erreicht hat.

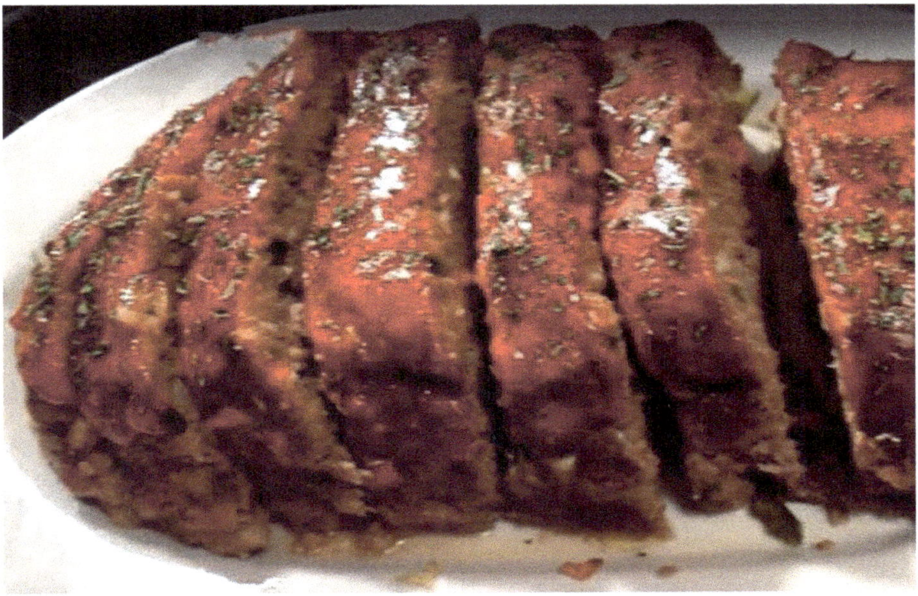

Marihuana-Spinat

Zutaten:

- 1/3 Tasse Olivenöl mit Cannabis
- 1 Bund Spinat
- 3 Knoblauchzehen, gehackt
- 1 TL Sriracha-Sauce (oder Chilipulver)
- 1 EL Austernsauce
- 1 TL schwarzer Pfeffer
- Salz nach Geschmack

Richtungen:

1 Das mit Cannabis angereicherte Olivenöl in einem großen Topf auf niedriger Stufe erhitzen. Fügen Sie den Knoblauch hinzu und kochen Sie ihn zwei Minuten lang unter Rühren. Fügen Sie die Chilisauce, Austernsauce, Pfeffer und Salz hinzu und rühren Sie, bis sich alles vermischt hat.

2 Dann den Spinat hinzufügen. Auf einer Seite etwa fünf Minuten kochen lassen und dann den Spinat mit einem Spatel umdrehen. Auf der anderen Seite kochen, bis der Spinat zart wird.

3 Vor dem Servieren noch einmal umrühren und genießen! Serviert vier.

Marihuana Sautierter Kürbis

Zutaten:

- 3 oder 4 Stück gelber Kürbis
- 1/3 Tasse Olivenöl mit Cannabis
- 6 Knoblauchzehen, gehackt
- 2 EL Sojasauce
- 2 EL Knoblauchpulver
- 1 TL Chilipulver
- Salz und Pfeffer nach Geschmack

Richtungen:

1 Das Cannabis-Olivenöl in einem großen Topf auf sehr niedriger Stufe erhitzen. Schneiden Sie den Kürbis in 1/4-Zoll-Scheiben und hacken Sie den Knoblauch.

2 Den Kürbis, den Knoblauch, die Sojasauce, das Knoblauchpulver, das Chilipulver, das Salz und den Pfeffer in das Cannabis-Olivenöl geben. Öl nicht kochen lassen. Auf niedriger Stufe anbraten, bis der Kürbis weich wird. Durch Überkochen kann mehr Öl aufgesaugt werden.

3 Übertragen Sie den Kürbis in eine Schüssel und lassen Sie das übrig gebliebene Öl in ein Glas abtropfen, um es für die nächste Charge im Kühlschrank aufzubewahren. Macht drei Portionen.

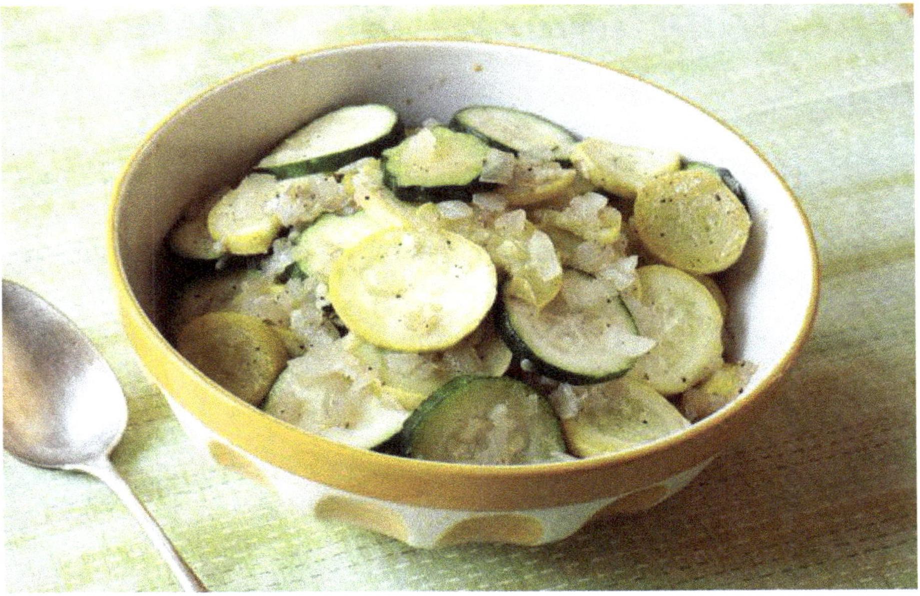

Pfeffer-Artischocken-Dip

Zutaten:

- 2 EL starke Cannabisbutter
- 2 Gläser marinierte Artischockenherzen (6,5 Unzen)
- 1 Lauch, gewürfelt
- 3 EL Mayonnaise
- 1 Glas geröstete Paprika (7 oz)
- 3/4 Tasse geriebener Parmesan

Richtungen:

1 Heizen Sie den Ofen auf 350 Grad Fahrenheit. Die gerösteten Paprika und die Artischockenherzen abtropfen lassen und hacken.

2 In einem mittelgroßen Topf die Cannabisbutter bei schwacher Hitze langsam schmelzen. Den Lauchwürfel bei schwacher Hitze im Topf anbraten, bis er weich wird.

3 Artischockenherzen, geröstete Paprika, Parmesan und Mayonnaise unterrühren.

4 In eine runde oder quadratische 8-Zoll-Glasbackform geben. 30 Minuten backen oder bis die Oberseite des Dips sprudelt und leicht gebräunt ist.

5 Mit warmem Marihuana-Fladenbrot oder Tortillachips servieren.

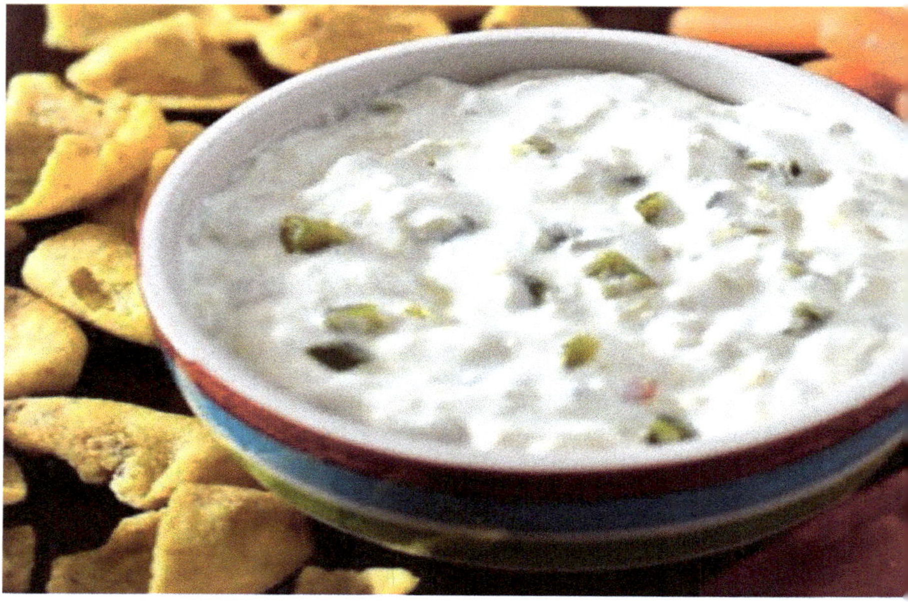

Marihuana Caesar Salat

Zutaten:

- So viele Römersalatblätter wie Sie möchten
- gekochte und zerkleinerte Speckstreifen
- Croutons
- 1 EL. geriebener Parmesankäse
- 2 EL. Cannabis Olivenöl
- 2 EL. Mayonnaise
- 1 Knoblauchzehe (gehackt)
- 1 Teelöffel. Weißweinessig
- 1 Teelöffel. dijon Senf
- 1 Teelöffel. Sardellenpaste (optional, aber für einen WAHREN Caesar-Salat unerlässlich)
- 1/4 TL. Worcestersauce
- 1/4 TL. Salz-
- 1/4 TL. gemahlener schwarzer Pfeffer

Richtungen:

1 Für das Dressing das Cannabis-Olivenöl mischen, 2 TL. Parmesan, Dijon-Senf, Sardellenpaste, Essig, Worcestershire, Salz und Pfeffer.

2 Zuletzt die Mayonnaise unterrühren. Für den Salat den Römersalat in mundgerechte Stücke schneiden und in eine mittelgroße oder große

Salatschüssel geben. Fügen Sie nun die Croutons, den Speck und den letzten Esslöffel hinzu. von Parmesan.

3 Gießen Sie das Dressing darüber und genießen Sie eines der einfachsten und schnellsten essbaren Rezepte aller Zeiten.

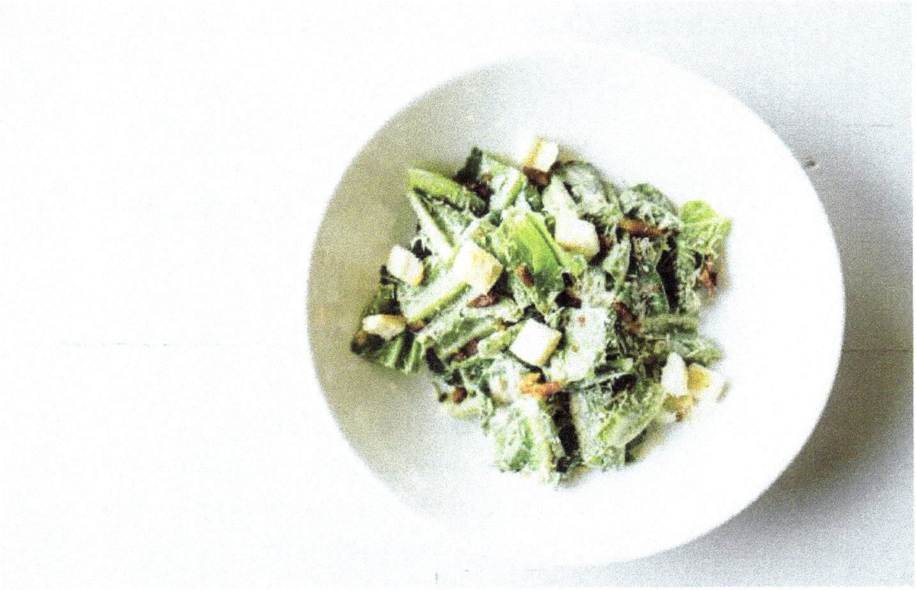

Marihuana Chili

Zutaten:

- 1 Unze. fein gemahlene Marihuana-Knospen
- 2 lbs. Hackfleisch
- 46 oz. Tomatensaft
- 40 oz. Tomatensauce
- 2 Tassen Zwiebel (gehackt)
- 1/2 Tasse grüner Paprika (gehackt)
- 1/2 Tasse Sellerie (gehackt)
- 1/2 Tasse Pilze (gehackt)
- 1/4 Tasse Chilipulver
- 2 Tassen Bohnen Ihrer Wahl
- 2 TL. Kreuzkümmel
- 1 Teelöffel. Salz-
- 3 Knoblauchzehen (gehackt)
- 1/2 TL. schwarzer Pfeffer (gemahlen)
- 1/2 TL. Oregano
- 1/2 TL. Zucker
- 1/2 TL. Cayenne Pfeffer

Richtungen:

1 Legen Sie 2 Pfund Rindfleisch in eine Pfanne oder Pfanne und bräunen Sie es bei mittlerer oder mittlerer Hitze. Sobald es vollständig gebräunt ist, gründlich abtropfen lassen und beiseite stellen.

2 Alle Zutaten außer gemahlenem Marihuana in einen großen Topf geben und gleichmäßig kochen lassen. Nach dem Kochen die Hitze auf niedrig bis mittel reduzieren und das gemahlene Marihuana hineingeben.

3

4 1,5 bis 2 Stunden kochen lassen und die Hitze nach 1 Stunde auf niedrig reduzieren. Servieren und genießen.

Canna Olivada

Zutaten:

- 1/3 Tasse Cannabis Olivenöl
- 3/4 lbs. entkernte Oliven
- 2 Knoblauchzehen frisch gehackter Knoblauch
- Pfeffer nach Geschmack

Richtungen:

1 Knoblauch, Oliven und Cannabis-Olivenöl in einen Mixer geben und glatt rühren. Wenn es flüssig wird, fügen Sie weitere Oliven hinzu. Geben Sie die Paste in einen Topf oder ein Glas und rühren Sie den Pfeffer ein.

2 In ein Einmachglas geben, eine dünne Schicht Cannabis-Olivenöl darauf gießen und im Kühlschrank aufbewahren.

3 Verteilen Sie es auf Ihrem Lieblingssauerteigbrot, fügen Sie es zu Eierspeisen oder sogar zu Ofenkartoffeln hinzu.

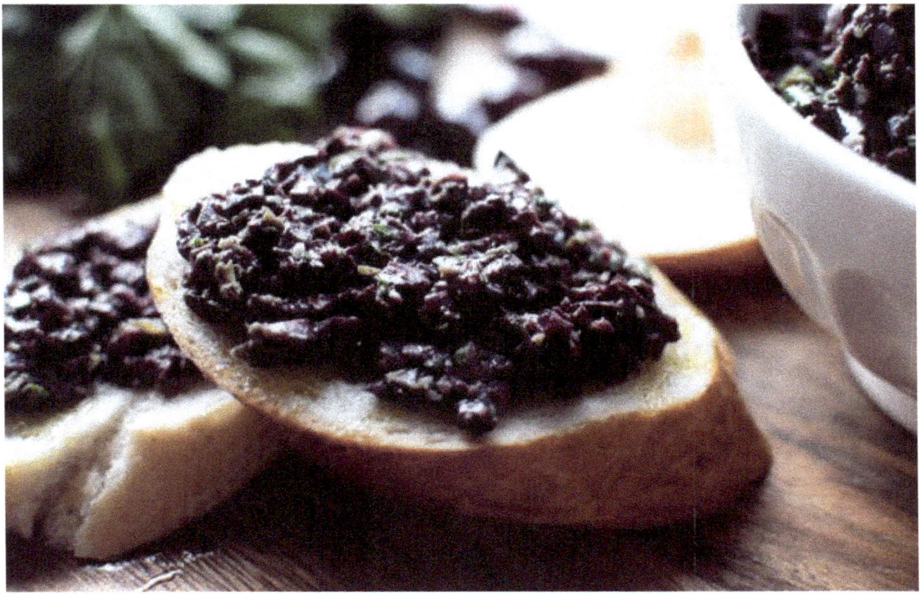

Marihuana Truthahnfüllung

Zutaten

- 1 EL. (halber Stock) Canna Butter
- 2 Tassen Roggenbrotkrümel (oder ungewürzte Semmelbrösel)
- 1/2 Tasse gehackter Sellerie
- 1 Tasse Mandeln / Cashewnüsse (fein gehackt)
- 1/3 Tasse fein gehackte Zwiebeln
- 1 EL. Geflügelgewürz (Steakgewürz für Ente)
- 2 EL. Rotwein
- 1/2 Tasse gehacktes Weizengras oder Schnittlauch

Richtungen:

1. Schmelzen Sie die Butter auf einem Herd bei schwacher Hitze oder in der Mikrowelle bei niedriger Einstellung (um sicherzustellen, dass Sie die Wirksamkeit nicht beeinträchtigen. THC kann Temperaturen von bis zu 385 Grad Fahrenheit überstehen).
2. Sobald die Canna-Butter geschmolzen ist, mischen Sie alle Zutaten zusammen und füllen Sie den Vogel vor dem Kochen hinein.

Gefüllte Pilze mit Marihuana-Krabben

Zutaten:

- 2 EL Cannabisbutter
- 3 EL Cannabisbutter, geschmolzen
- 24 frische ganze Pilze, klein bis mittelgroß
- Frühlingszwiebeln, gehackt
- 1 TL Zitronensaft
- 1 Tasse gekochtes Krabbenfleisch, gewürfelt
- 1/2 Tasse weiche Semmelbrösel
- Ei, mit der Gabel geschlagen
- 1/2 TL trockenes Dillkraut
- 3/4 Tasse geriebener Pfeffer Jack Käse
- 1/4 Tasse trockener Weißwein
- ein paar Blätter Basilikum, in dünne Streifen geschnitten

Richtungen:

1 Heizen Sie den Ofen auf 350. Gießen Sie die 3 EL geschmolzene Butter in eine 13 x 9 Metallpfanne. Entfernen Sie die Stängel von den Pilzen und legen Sie die Kappen beiseite. Die restlichen Stängel fein hacken. 2 EL Butter in einem mittelgroßen Topf schmelzen und Zwiebel und Pilz zusammen ca. 3 Minuten kochen lassen. Vom Herd nehmen und Zitronensaft, Krabben,

weiche Semmelbrösel, Ei, Dill und 1/4 Tasse Pfeffer-Jack-Käse unterrühren.

2 Legen Sie die Pilzkappen in die Backform und mischen Sie sie, bis sie mit der Cannabisbutter überzogen sind. Ordnen Sie die Kappen mit der Hohlraumseite nach oben an und füllen Sie sie großzügig mit der Krabbenmischung. Mit der restlichen halben Tasse Käse auffüllen und den Wein in die Pfanne um die Pilze gießen (nicht oben drauf). 15-25 Minuten backen, bis der Käse geschmolzen und leicht gebräunt ist. Top mit dem geschnittenen Basilikum und genießen!

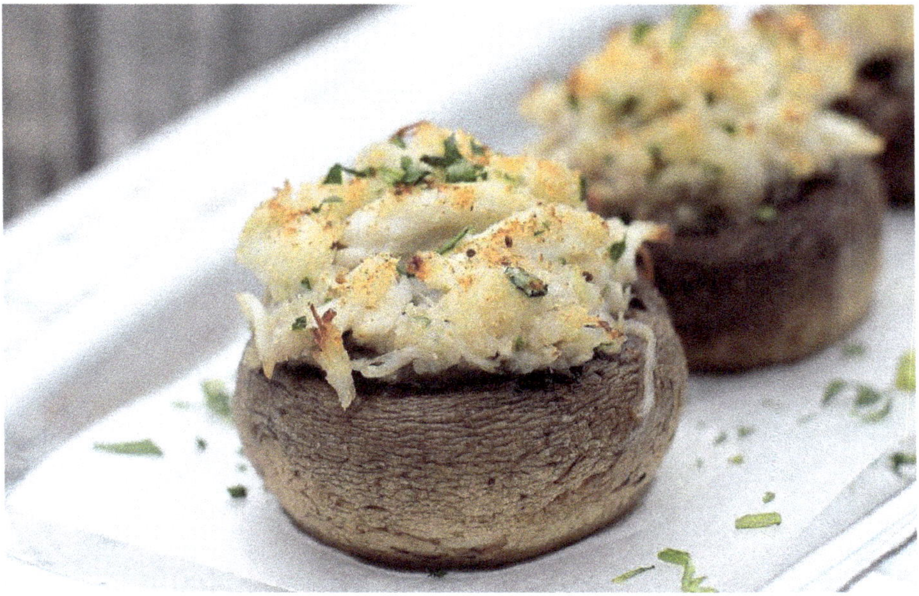

Gebratene Butterbällchen mit Marihuana

Zutaten:

2 Stangen gesalzene Canna Butter
1/4 Tasse Frischkäse
1 Tasse Mehl
1 mittleres Ei
Pfeffer und Dill nach Geschmack
1 Tasse gewürzte Semmelbrösel (italienisches Gewürz scheint am besten zu funktionieren)
Erdnussöl zum Frittieren von Bällen

Richtungen:

- Cannabutter, Frischkäse, Pfeffer und Dill in einem Elektromixer gründlich mischen. Wenn Sie keinen haben, mischen Sie ihn gründlich mit einem Löffel.
- Als nächstes machen Sie entweder mit einem kleinen Löffel oder einem Melonenlöffel die Mischung zu separaten 1-Zoll-Kugeln und legen Sie sie auf ein Stück Wachspapier auf ein Backblech. In den Gefrierschrank stellen und dort stehen lassen, bis sie vollständig gefroren sind. Sobald sie gefroren sind, beschichten Sie sie mit Ei, dann Mehl und Semmelbrösel. Zurück in den

Gefrierschrank stellen, bis er gefroren ist.

- Nachdem sie gefroren sind, können Sie sie herausnehmen und in Erdnussöl 15 Sekunden lang bei 350 Grad Fahrenheit frittieren. Zuletzt, bevor Sie sie essen, auf einem Papiertuch abtropfen lassen.
- Genießen Sie, aber seien Sie vorsichtig, nur ein oder zwei davon werden Sie vollständig behandeln, selbst wenn Ihre Butter von durchschnittlicher Stärke ist.

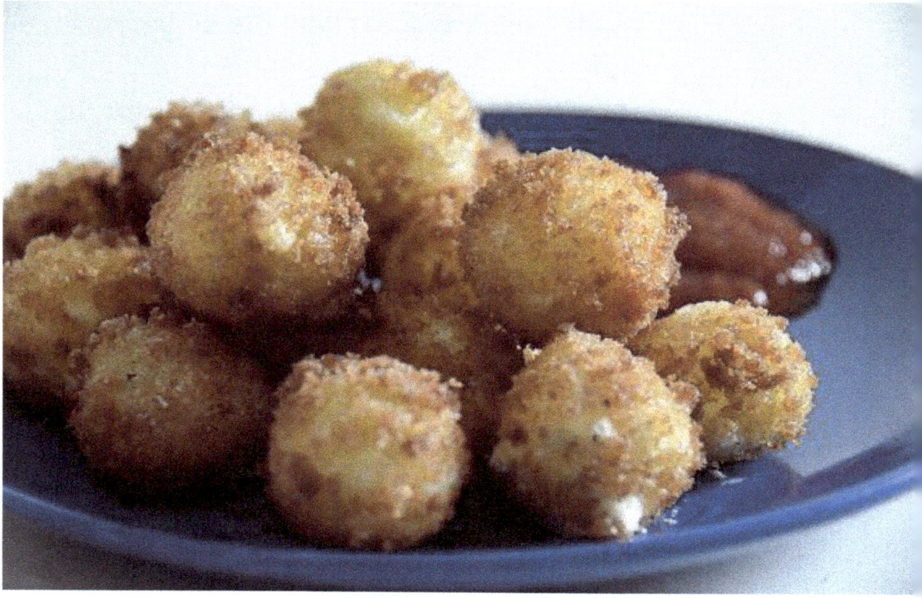

Marihuana Chicken Pot Pie

Zutaten:

- 1 Pfund Hühnerbrust, ohne Knochen und ohne Haut und in Würfel geschnitten
- 3/4 Tasse Hühnerbrühe / Brühe
- 1 Tasse grüne Erbsen
- 1 Tasse Karottenwürfel
- 1/2 Tasse Selleriewürfel
- 2/3 Tasse 2% Milch
- 1/3 Tasse Cannabutter
- 1/3 Tasse gewürfelte Zwiebel
- 1/3 Tasse Mehl
- 1/2 TL. Salz-
- 1/4 TL. zerkleinerter schwarzer Pfeffer
- 1/4 TL. Selleriesamen
- 9-Zoll-ungebackene Tortenkrusten

Richtungen:

1. Heizen Sie zuerst Ihren Ofen auf 385 Grad Fahrenheit vor (dies ist sehr wichtig, jede Temperatur darüber beginnt, die Cannabinoide zu verringern). Kombinieren Sie in einer Pfanne die Hühnchenstücke, Erbsen, Karotten und Sellerie und fügen Sie 1/3 Tasse Wasser hinzu, decken Sie sie ab und kochen Sie sie 15 Minuten lang bei mittlerer bis

hoher Hitze. Danach vom Herd nehmen und zum Abtropfen in ein Sieb geben.

2. Nun kochen Sie die Zwiebeln in derselben Pfanne in Butter (entweder Cannabutter oder normale Butter), bis sie weich sind, und beginnen, klar zu werden.
3. Rühren Sie nun Pfeffer, Salz, Mehl und Selleriesamen ein und rühren Sie anschließend die Hühnerbrühe und die Milch ein (für zusätzliche Potenz Cannamilch verwenden). Bei mittlerer Hitze köcheln lassen, bis sich die Zubereitung zu verdicken beginnt (ca. 10 - 15 Minuten). Als nächstes legen Sie die gewürfelten Hühnchenstücke in getrennten Pfannen in die Tortenkrusten.
4. Gießen Sie die erhitzte Mischung, die Sie gerade über das Huhn gemacht haben, in die Tortenkruste und die Pfanne. Decken Sie diese Mischung mit der alternativen oberen Kruste ab und versiegeln Sie die Ränder, während Sie überschüssigen Teig abschneiden und wegwerfen. Schneiden Sie mit einem Buttermesser ein halbes Dutzend Schlitze in die Oberseite, damit Feuchtigkeit und Dampf entweichen können.
5. Im vorgeheizten Ofen von 385 Fahrenheit für 40 - 45 Minuten oder bis der Kuchen oben goldbraun ist. Vor dem

Speichern herausnehmen und 10 Minuten abkühlen lassen. Genießen!

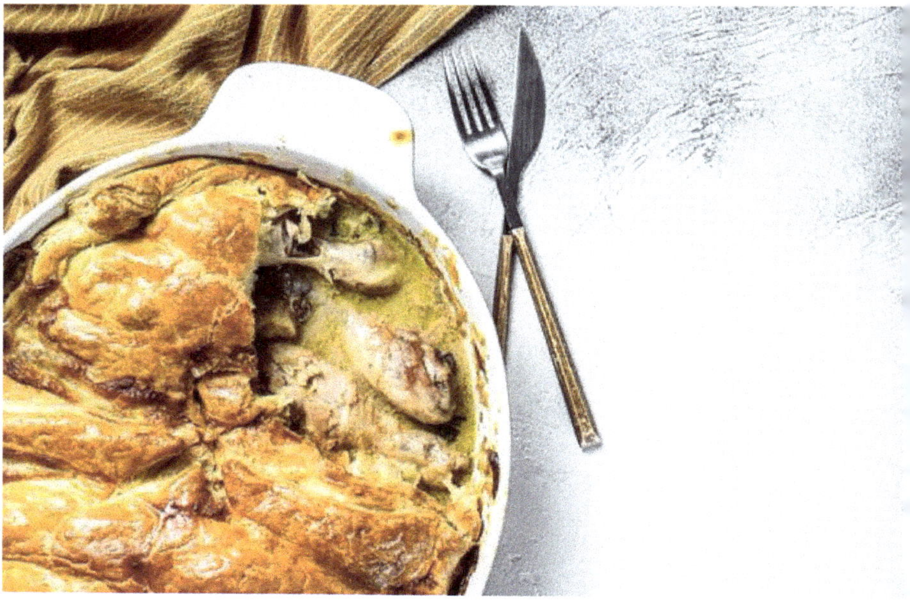

Marihuana Kartoffelpüree

Zutaten:

- Je nach Potenz 1/2 bis 1 Stick Cannabisbutter
- große Kartoffeln, geschält
- Bund Knoblauch
- 1 Tasse geriebener Cheddar-Käse
- 1/2 Tasse Sauerrahmsalz, Pfeffer nach Geschmack
- ein Schuss Olivenöl (zum Braten von Knoblauch)

Richtungen:

1 Zuerst möchten Sie den gerösteten Knoblauch zubereiten. Schneiden Sie die Oberseite des Bündels ab und beträufeln Sie den Knoblauch mit etwa einem Esslöffel Olivenöl. In Folie einwickeln und 40-50 Minuten im Ofen backen. Knoblauch sollte zart sein und mit einer Gabel auseinander gehen.

2 Während Sie auf das Kochen des Knoblauchs warten, schneiden Sie die geschälten Kartoffeln in Würfel und kochen Sie sie in Salzwasser, bis sie weich sind. Die Kartoffeln abtropfen lassen und in einer großen Rührschüssel zerdrücken. Fügen Sie die Cannabisbutter hinzu, lassen Sie

sie schmelzen und mischen Sie sie gründlich unter. Dann die saure Sahne, den Käse, den gerösteten Knoblauch, das Salz und den Pfeffer hinzufügen und mischen. Macht etwa sechs Portionen, sofort servieren.

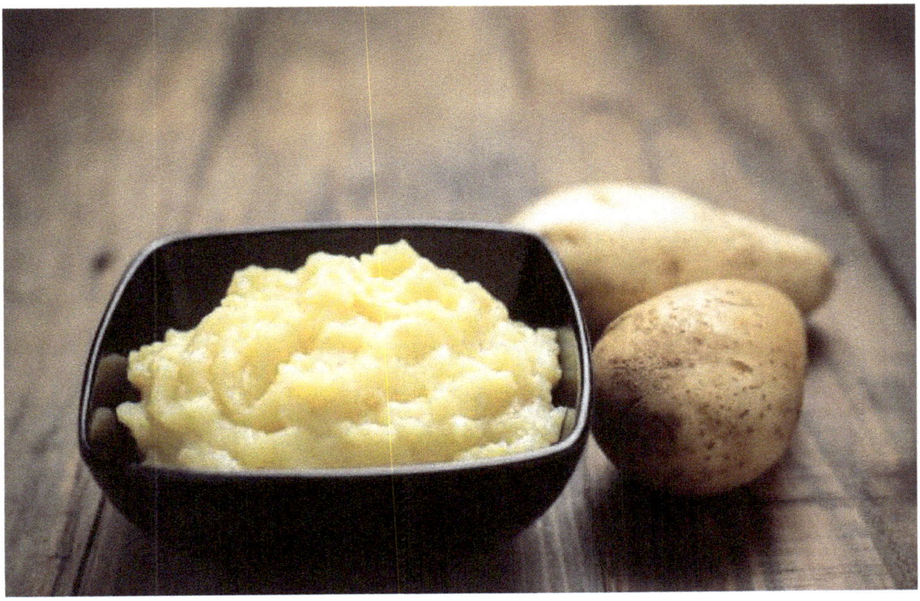

Medizinische Pizza

Macht zwei Pizzen

Zutaten:

Teig:

- ½ Tassen Mehl
- 1 Unze. Hefe
- 1 TL Hefe
- 8 fl. oz. Wasser
- 1 EL Kristallzucker
- 2 EL geschmolzener CannaButter (die Wirksamkeit hängt von der Dosierung Ihrer Butter ab)

Belag:

- 2 Tassen geriebener Käse Ihrer Wahl
- 1 große Dose gehackte Tomaten
- 1 TL frisch gemahlener Oregano
- Alle anderen gewünschten Beläge
- 1 EL geschmolzener CannaButter

Anleitung:

1 Zuerst Mehl, Hefe und Zucker in eine große Rührschüssel geben. Dann Wasser hinzufügen und gleichmäßig unter den Teig mischen. Decken Sie die Schüssel mit einem Handtuch oder Tuch ab

und stellen Sie sie 30 Minuten lang an einem etwas warmen Ort beiseite. Decken Sie es ab, geben Sie das Salz und 2 EL geschmolzenen CannaButter hinzu und mischen Sie es zu einer Teigkugel.

2 Beschichten Sie diese Kugel mit einer Schicht Mehl. Bei niedriger Temperatur alle gewünschten Beläge in 5 EL CannaButter köcheln lassen. Als nächstes fügen Sie die Tomaten und Oregano hinzu und lassen Sie es unter gelegentlichem Rühren köcheln, bis es der Sauce ähnlich ist.

3 Rollen Sie nun Ihren Teig in zwei separate, aber gleichmäßige Kugeln. Machen Sie diese flach und verteilen Sie Ihre Sauce auf dem Teig. Fügen Sie anschließend den Käse und weitere Beläge hinzu, die Sie möchten.

4 Im Ofen 13 bis 18 Minuten bei 375 Grad backen.

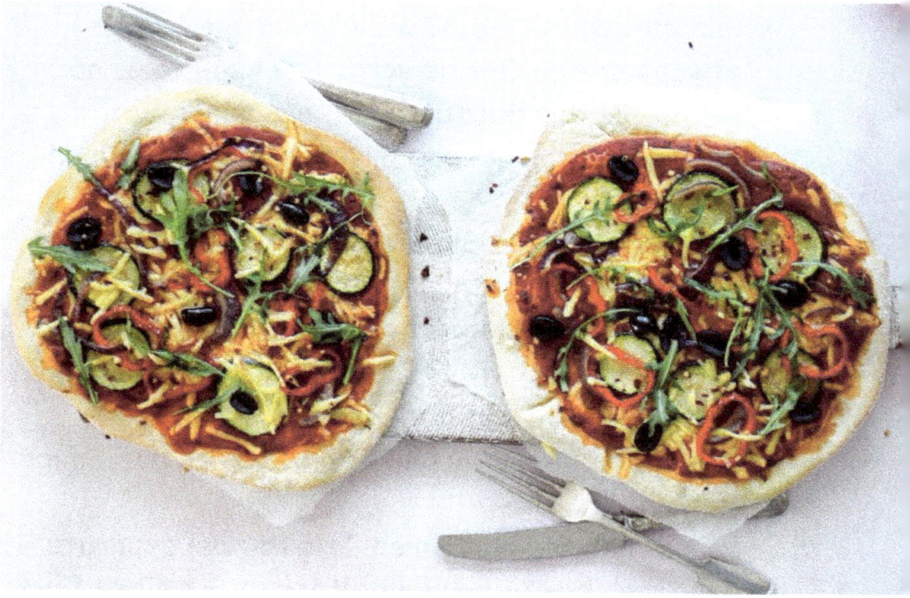

Marihuana Hash Brown Auflauf

Zutaten:

- ca. 1/2 Packung gefrorenes Rösti oder 5 Eier
- Etwa 1/4 Pfund Ihres Lieblingskäses: zerkleinert, gerieben oder in dünne Scheiben geschnitten
- Grütze und Salsa und / oder Tobasco usw.
- 2 Esslöffel Unkrautbutter

Richtungen:

1 Die 2 Esslöffel Unkrautbutter in eine große Pfanne geben. Fügen Sie Rösti hinzu und rühren Sie um, damit das Öl die meisten von ihnen bedeckt. Braten Sie die Kartoffeln etwa sechs oder acht Minuten lang unter gelegentlichem Rühren an, bis der Boden des Stapels golden aussieht. Während die Kartoffeln bräunen, schlagen Sie die Eier und schneiden oder reiben Sie den Käse, falls erforderlich. Wenn die Kartoffeln unten hellgold sind, drehen Sie das Kartoffelpastetchen so sauber wie möglich um und gießen Sie die Eier darüber.

2 Lassen Sie diese Seite etwa fünf oder acht Minuten bräunen, bis die Eier größtenteils erstarrt sind. Drehen Sie nun die Mischung wieder so sauber wie möglich um und legen Sie

den Käse in einer dünnen Schicht darauf. Decken Sie die Pfanne nach Möglichkeit ab und lassen Sie den Käse schmelzen

3 (ungefähr acht oder zehn Minuten, weniger, wenn abgedeckt). Mit Salsa und Grieß servieren.

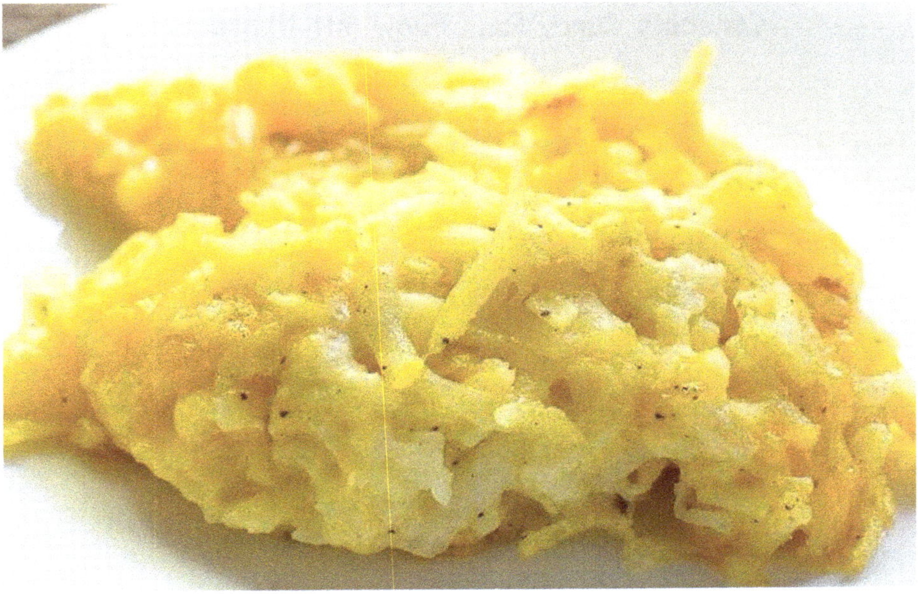

Cannabis Curry Reis Pilaw mit Erbsen

Gesamtzeit: 30 Minuten

Erträge: 4 Personen

Zutaten

- 1 Tasse langkörniger weißer Reis wie Jasmin oder Basmati
- 1 Tasse gefrorene Erbsen
- 1 mittelgroße Zwiebel
- ¼ Tasse geröstete ungesalzene Pistazien oder Mandeln
- 3 Knoblauchzehen
- 2 Esslöffel CannaOil
- 1½ Teelöffel Currypulver
- ½ Bund Koriander zähe Stiele entfernt
- Limette
- Koscheres Salz
- Frisch gemahlener schwarzer Pfeffer

Anleitung

1 1 Zwiebel und 4 Knoblauchzehen schälen und fein hacken.

2 CannaOil in einem holländischen Ofen bei mittlerer Hitze erhitzen. Zwiebel und Knoblauch glasig und duftend kochen. Mit Salz und Pfeffer würzen.

3 Reis hinzufügen und umrühren, bis alles gleichmäßig vermischt ist und die Körner vollständig überzogen sind. 3-5 Minuten anbraten oder bis die Körner durchscheinend werden.

4 Curry einrühren und 1 Minute anbraten, bis es geröstet ist.

5 Fügen Sie Wasser hinzu und rühren Sie um. Achten Sie darauf, den Boden der Pfanne für die knusprigen Stücke abzukratzen. Zum Kochen bringen und zum Kochen bringen.

6 Lassen Sie den Reis 12 bis 15 Minuten dämpfen, bis das Wasser absorbiert ist und die Körner weich sind. Den Topf vom Herd nehmen, aufdecken und 1 Tasse gefrorene Erbsen einrühren. Setzen Sie den Deckel auf und lassen Sie den Reis ca. 5 Minuten lang leicht dämpfen

7 Während der Pilaw ruht, $\frac{1}{2}$ Bund Koriander und $\frac{1}{4}$ Tasse Pistazien grob hacken. 1 Limette in Keile schneiden.

8 Nehmen Sie den Deckel und das Handtuch ab und schütteln Sie den Reis mit einer Gabel. Mit mehr Salz und Pfeffer würzen und Pistazien und Koriander unterrühren.

9 In eine Schüssel geben. Mit Limettenschnitzen servieren.

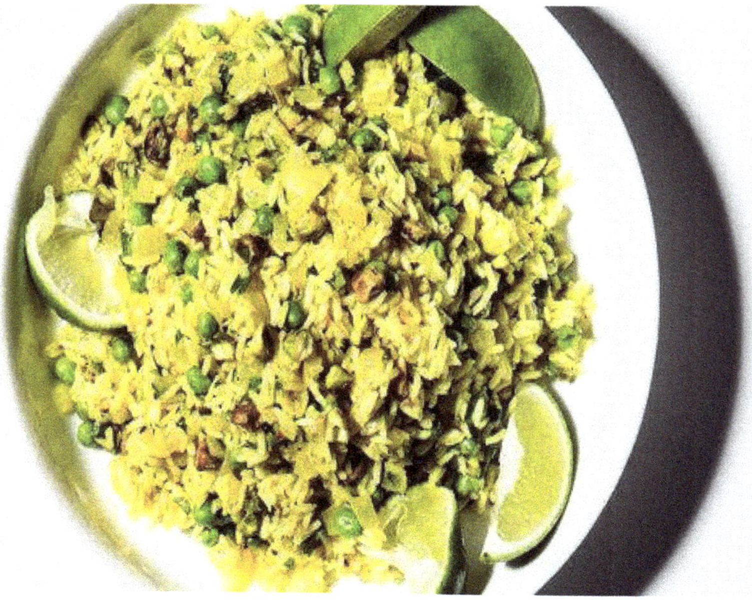

Cannabis Paprika-geriebenes Blatt Tablett Huhn

Gesamtzeit: 1 Stunde 15 Minuten

Ausbeuten: 6 Portionen

Zutaten

- 1 ganzes Huhn spatch-gekocht
- 2 EL Fenchelsamen
- 1 TL heißer Paprika
- 1 TL Salz
- 1 TL geräucherter Paprika
- 1 TL schwarzer Pfeffer
- 3 Knoblauchzehen fein gerieben
- 1/4 Tasse CannaOil
- 2 Zitronen geviertelt

Anleitung

1 Ofen auf 325 ° F vorheizen.

2 Das Huhn mit Papiertüchern trocken tupfen. Fenchelsamen in einer Gewürzmühle oder mit Mörser und Pistill mahlen. Kombinieren Sie Fenchel, scharfen Paprika, Salz, geräucherten Paprika, schwarzen Pfeffer, Knoblauch und CannaOil in einer mittelgroßen Schüssel; reiben Sie die Gewürzmischung über das ganze Huhn. Reiben Sie die übrig gebliebene Gewürzmischung auf die Zitronenviertel.

3 Legen Sie das Huhn mit der Brust nach oben auf ein Backblech oder in eine ofenfeste 12-Zoll-Pfanne. Zitronen um das Huhn streuen. Braten Sie 1 Stunde lang bei 325 ° F oder bis das Huhn zart ist, die Zitronen weich und marmeladig sind und ein Fleischthermometer, das in den dicksten Teil der Brust eingesetzt wird, registriert 160 ° F und begast das Huhn alle 30 Minuten mit Tropfen. Aus dem Ofen nehmen; 15 Minuten ruhen lassen. Zitronen über Hühnchen drücken oder Zitronen mit warmem Hühnchen servieren.

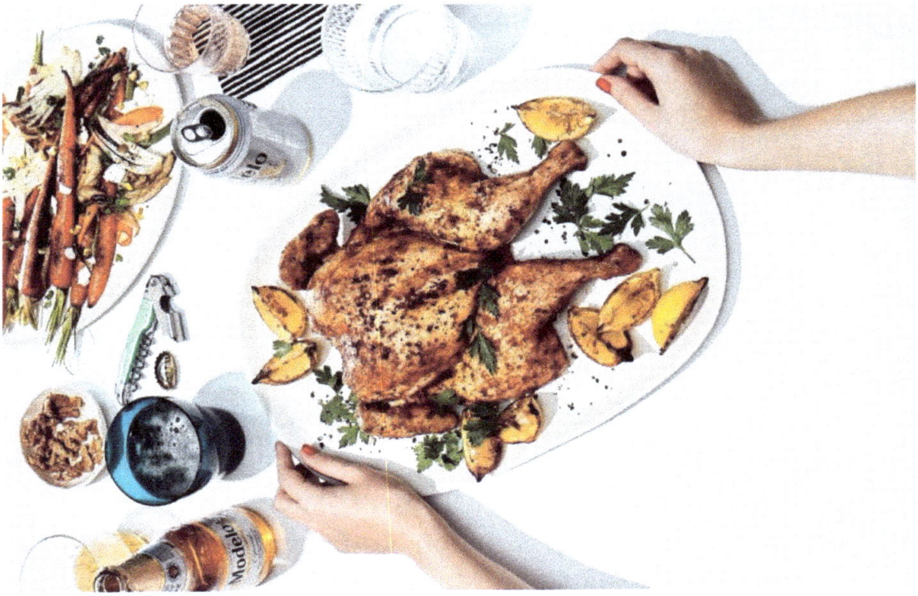
Modelo

Huhn und Andouille Ganja Gumbo

STEINE 12

- 2 große gelbe Zwiebeln, gehackt (die Enden reservieren)
- 3 grüne Paprika, entkernt und gehackt
- 8 Rippen Sellerie, in Scheiben geschnitten (die Zutaten reservieren)
- 8 Knoblauchzehen, gehackt
- Ein 16-Unzen-Beutel mit gefrorener Okra
- 2 Liter Bio-Hühnerbrühe
- 1 Pfund Andouillewurst
- Ein Huhn (4 oder 5 Pfund), in mundgerechte Stücke geschnitten
- 3 Esslöffel Simple Cannabutter bei Raumtemperatur
- $\frac{1}{2}$ Tasse Pflanzenöl
- $\frac{1}{4}$ Tasse Allzweckmehl
- Spritzer Qualität scharfe Sauce
- 1 Teelöffel frischer Thymian
- $\frac{1}{8}$ Teelöffel Cayennepfeffer
- 1 Teelöffel schwarzer Pfeffer
- Lorbeerblätter
- Meersalz (die Wurst und Butter können etwas salzig sein, also zurückhalten und hinzufügen
- Salz am Ende oder gar nicht)
- 3 bis 4 Tassen gekochter Langkornreis

- 4 bis 6 Blätter frisches Basilikum, in kleine Stücke zerrissen
- Handvoll frische Petersilie, gehackt
- Knuspriges Brot zum Servieren

1. In einer großen Schüssel Zwiebeln, Paprika, Sellerie und Knoblauch vermischen. Lassen Sie die Okra eine Weile auftauen, indem Sie den Beutel in warmes Wasser tauchen, bis er Raumtemperatur hat.
2. Als nächstes die Hühnerbrühe bei starker Hitze in einen großen Suppentopf geben. Fügen Sie die reservierten Zwiebelenden und Sellerie-Zutaten hinzu. Bringen Sie die Brühe zum Kochen und reduzieren Sie die Hitze auf mittel-niedrig.
3. In der Zwischenzeit die Andouille-Wurst in $\frac{1}{4}$ Zoll dicke Scheiben schneiden. Erhitzen Sie eine große Bratpfanne bei starker Hitze, fügen Sie dann die Wurst hinzu und senken Sie die Hitze auf mittel.
Einige im Laden gekaufte Andouille werden gekocht (lesen Sie die Packung), also erhitzen Sie sie einfach durch und bräunen Sie sie an. Ungekochte Wurst vom Metzger muss ca. 10 Minuten gekocht werden, bis die Außenseite braun und leicht knusprig ist. Nehmen Sie die Wurst aus der Pfanne und lassen Sie das Wurstfett zurück. Legen Sie die Wurst in eine Schüssel.
4. Das Huhn waschen und trocken tupfen. Erwärme deine Pfanne bei mittlerer Hitze und füge die

Hühnchenstücke mit der Haut nach unten hinzu. 5 Minuten pro Seite kochen, bis sie braun sind. Beiseite legen.

5. Erhöhen Sie nun die Hitze auf mittelhoch und schmelzen Sie 1 Esslöffel Cannabutter. Fügen Sie dann die Hälfte des gehackten Gemüses hinzu. Sautieren, bis die Zwiebeln durchscheinend sind und alles andere etwas weich ist. Das sautierte Gemüse entfernen und beiseite stellen. Reserviere die Pfanne; Sie werden es bald wieder verwenden.

6. Entfernen Sie die Zwiebelspitzen und die Sellerie-Zutaten aus der köchelnden Hühnerbrühe und werfen Sie sie weg. Das sautierte Gemüse und die Hälfte der Okra in die Brühe geben. Die restliche Okra mit dem übrig gebliebenen ungekochten Gemüse in die Schüssel geben.

7. Nun machen Sie die Mehlschwitze, indem Sie dem wirklich aromatischen Fett und der Butter in der zuvor verwendeten Bratpfanne Mehl hinzufügen. Diese Mischung aus gebräuntem Mehl, Öl und Cannabutter ist die Basis für einen Gumbo mit tiefem, reichem Cajun-Geschmack. Stellen Sie die Hitze auf mittel und fügen Sie das Öl hinzu. Mehl vorsichtig mit einem Holzlöffel einrühren und mischen, bis sich das Mehl aufgelöst hat. Rühren Sie die Mehlschwitze um und kratzen Sie dabei ständig am Boden und an den Seiten der Pfanne. Nach 10 Minuten Rühren langsam den restlichen 1 Esslöffel Cannabutter hinzufügen. Weitere 10 bis 20 Minuten rühren, bis die Mehlschwitze die Farbe

dunkler Schokoladenmilch angenommen hat. Fügen Sie nun das ungekochte Gemüse hinzu. Mischen Sie das Gemüse in die Mehlschwitze, bis es gut überzogen ist.

8. Gießen Sie nach ca. 5 Minuten den Inhalt der Pfanne in die kochende Hühnerbrühe. Als nächstes fügen Sie die gekochten Hühnchenstücke hinzu und bringen den Gumbo zum Kochen.

9. Mit einem Glasmessbecher 2 Tassen Flüssigkeit herausschöpfen und in die heiße Bratpfanne geben, in der sich die Mehlschwitze befand. Sie möchten den ganzen Geschmack und die psychoaktive Sauce aus dieser Pfanne holen, verwenden Sie also Ihren Holzlöffel und kratzen Sie alle Teile von den Seiten und vom Boden ab. Gießen Sie es zurück in den großen Topf. Fügen Sie ein paar gesunde Schüsse scharfe Soße hinzu.

10. Sobald die Mischung zum Kochen gekommen ist, reduzieren Sie die Hitze auf mittel-niedrig. Fügen Sie Ihren Thymian, Cayennepfeffer, schwarzen Pfeffer und Lorbeerblätter hinzu. Fügen Sie nun 3 Tassen Wasser hinzu, um den Gumbo zu verdünnen.

11. Es muss ungefähr 1½ Stunden köcheln. Rühre es ab und zu auf. Nach dem
50 Minuten, fügen Sie die Andouille-Wurst und das Öl vom Boden der Schüssel hinzu.

12. Entfernen Sie vor dem Servieren alle Hühnerknochen und Lorbeerblätter vom Gumbo. Nach Belieben mit Meersalz abschmecken und würzen.

13. Zum Servieren etwas Reis in den Boden einer Schüssel schöpfen und den Gumbo darauf schöpfen. Mit Basilikum und Petersilie garnieren und mit knusprigem Brot servieren. Sie können einfrieren, was Sie nicht sofort essen.

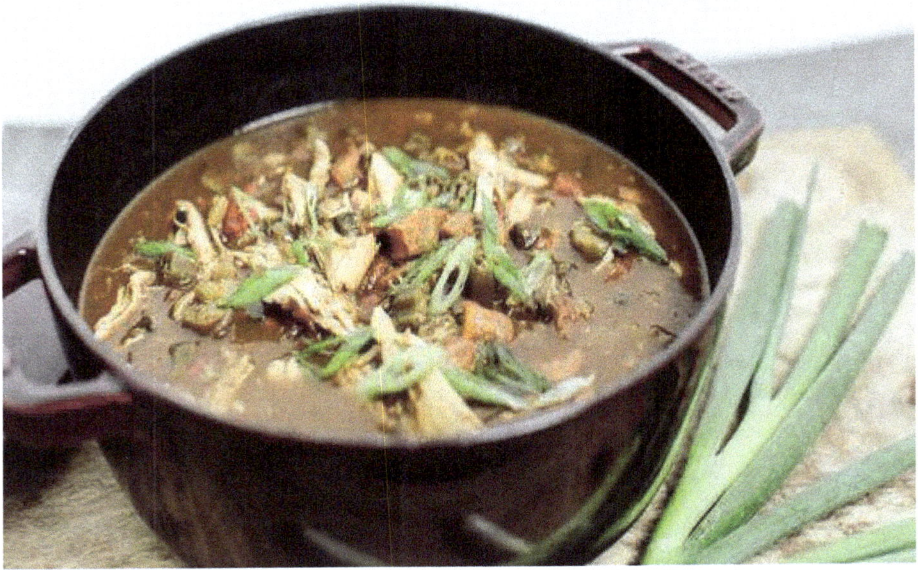

Time-Warp-Tamales

STEINE 6

- Ein 6-Unzen-Beutel Maisschalen (12er-Pack, erhältlich auf lateinamerikanischen Märkten oder online)

MASA

- 2 Tassen Masa Harina
- 1 Teelöffel Meersalz
- ½ Tasse Simple Cannabutter geschmolzen
- 6 Gramm Kif oder nicht gepresster Haschisch in Lebensmittelqualität

FÜLLUNG

- 6 Pasillapfeffer oder ganze grüne Chilischoten in Dosen
- 1 Pfund Hähnchenbrust ohne Knochen, ohne Haut oder 1 Pfund Kürbiswürfel
- 1 Teelöffel Kreuzkümmel
- 1 Teelöffel Paprika
- Salz
- Pfeffer
- 1 Esslöffel Pflanzenöl
- ¼ Tasse fein gehackte gelbe Zwiebel
- 1 Teelöffel Simple Cannabutter
- 1 Esslöffel Hühnerbrühe oder
- ½ Esslöffel Gemüsebrühe (für eine vegetarische Option)

- $\frac{1}{2}$ Tasse geriebener Cheddar-Käse
- 1 Esslöffel gehackter Koriander
- 1 Esslöffel gehackte Frühlingszwiebeln
- Salsa und Sauerrahm zum Servieren (optional)

1. Rehydrieren Sie Ihre Maisschalen, indem Sie sie über Nacht in Wasser einweichen. Wenn Sie sie einweichen, können Sie Ihre Tamales leichter einwickeln. Spülen Sie die Schalen ab, bevor Sie sie verwenden.
2. Um die Masa herzustellen, mischen Sie die Masa Harina mit dem Salz in einer großen Rührschüssel. Fügen Sie langsam den geschmolzenen Cannabutter hinzu und mischen Sie ihn in die Masa, während Sie gehen. Mischen Sie Ihren Kif oder nicht gepressten Hasch in Lebensmittelqualität unter Rühren, bis alles gut vermischt ist. Legen Sie die Masa beiseite.
3. Braten Sie anschließend die Pasilla-Paprika auf einem Grill oder braten Sie sie im Ofen, bis die Haut verkohlt ist. Kühlen Sie ab und entfernen Sie die verkohlte Haut und alle Samen, bevor Sie die Paprika würfeln. Wenn Sie Chili in Dosen verwenden, lassen Sie sie einfach abtropfen und würfeln.
4. Die Hühnerbrust mit Kreuzkümmel, Paprika sowie Salz und Pfeffer abschmecken. In einer Pfanne das Öl bei starker Hitze erwärmen und das Huhn auf jeder Seite $3\frac{1}{2}$ Minuten goldbraun

anbraten. Fügen Sie die gelbe Zwiebel und den Cannabutter hinzu und kochen Sie sie 1 Minute lang. Fügen Sie dann die Hühnerbrühe hinzu und nehmen Sie sie vom Herd. Wenn das Huhn abgekühlt ist, schneiden Sie es in kleine Stücke. (Alternativ können Sie bei einer vegetarischen Version die Zwiebeln zuerst 5 Minuten im Öl anbraten, dann den Cannabutter, den Kürbis und die ½ Esslöffel Gemüsebrühe hinzufügen und anbraten, bis der Kürbis gabelweich ist.
Legen Sie das Gemüse beiseite.)

5. Mischen Sie das geschnittene Huhn (oder die Kürbismischung) mit Paprika und Käse. Falls gewünscht, mit mehr Salz und Pfeffer würzen, dann den Koriander und die Frühlingszwiebeln hinzufügen und mischen, um zu kombinieren. Ihre Füllung ist fertig!
6. Um eine Tamale zusammenzubauen, machen Sie eine pflaumengroße Masakugel in der Mitte Ihrer Handfläche. Legen Sie es in die Mitte einer Maisschale und verteilen Sie es mit der Rückseite eines Löffels gleichmäßig in einer dünnen Schicht. Stellen Sie einen gehäuften Esslöffel Füllung auf die Masa und bereiten Sie sich darauf vor, einen zu verdrehen!
7. Nehmen Sie eine weitere Maisschale und zerreißen Sie sie in Streifen. Sie werden diese Teile verwenden, um die Enden der Tamale zu binden. Rollen Sie die Maisschale mit Füllung und drücken Sie die Enden zusammen, wobei Sie die

Füllung in Richtung der Mitte des Tamale drücken. Falten Sie dann die überschüssige Schale ein und sichern Sie sie mit den Streifen der Schale oder der einfachen Schnur, damit die Schale gefaltet bleibt, während sie dampft. Fahren Sie fort, bis alle Masa und Füllung aufgebraucht sind. An diesem Punkt können Sie einige Tamales einfrieren und für einen anderen Tag aufbewahren, oder Sie können sie jetzt alle dämpfen.

8. Tamales werden traditionell in einem speziellen Korb gedämpft, aber Sie können auch einen Gemüsedampfer verwenden. Packen Sie Ihre Tamales in den Dampfgarer und stellen Sie den Dampfgarer über kochendes Wasser in einen großen Topf. Drehen Sie es auf köcheln und decken Sie den Topf. 1 bis 1½ Stunden kochen lassen, dabei gelegentlich den Wasserstand prüfen und bei Bedarf mehr Wasser hinzufügen. Nehmen Sie eine Tamale heraus und überprüfen Sie die Festigkeit der Masa. Es sollte schwammig und etwas ölig, aber fest sein. Servieren Sie Ihre Tamales warm, auf Wunsch mit Salsa und Sauerrahm.

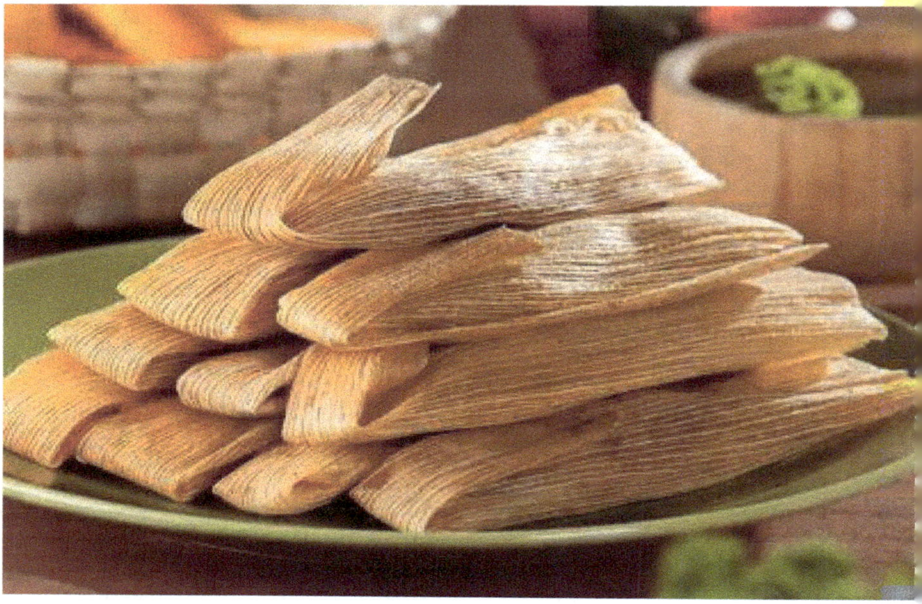

Kartoffelgnocchi mit Wildpilzragu

STEINE 4

- 1 Gramm gemahlene Cannabisknospen oder $\frac{1}{8}$ Unze Zuckerblattschnitt
- $\frac{1}{2}$ Tasse Sahne

FRISCHE KARTOFFEL GNOCCHI

- $2\frac{1}{4}$ Pfund Yukon Gold Kartoffeln, geschält
- $2\frac{1}{4}$ Tassen Allzweckmehl und je nach Bedarf mehr

WILDER PILZ RAGU

- $\frac{1}{4}$ Tasse Olivenöl
- 1 rote Zwiebel, grob gehackt
- Salz
- $\frac{1}{2}$ Teelöffel zerkleinerter roter Pfeffer
- Pfund verschiedene Pilze, darunter Steinpilze, Cremini, Austern, Holzohr und weißer Knopf
- $\frac{1}{4}$ Tasse Rotwein
- $\frac{1}{4}$ Tasse gehackte Petersilie und mehr zum Garnieren
- 1 Esslöffel gehackter Knoblauch
- 1 Tasse Rinderbrühe
- Petersilie zum Garnieren
- Frisch geriebener Parmesan zum Garnieren
- Ausrüstung: Ricer

1. In einem kleinen Topf bei schwacher Hitze die gemahlenen Cannabisknospen oder den Blattschnitt in die Sahne geben und 30 Minuten köcheln lassen. Sahne abseihen und beiseite stellen.
2. Um Gnocchi zu machen, schneiden Sie die Kartoffeln in kleine Stücke und legen Sie sie in einen großen Topf. Zum Abdecken Wasser hinzufügen und bei starker Hitze zum Kochen bringen. 30 Minuten kochen, bis die Kartoffeln gabelig sind.
3. Lassen Sie die Kartoffeln abtropfen und verwenden Sie dann Ihre Reissmaschine, setzen Sie die Kartoffeln durch und bewahren Sie die zerkleinerten Kartoffeln in einer großen Schüssel auf. Dieser Schritt ist wichtig, um eine flauschige, perfekte Gnocchi-Textur zu erzielen. Lassen Sie die Kartoffeln auf Raumtemperatur abkühlen.
4. Das Mehl zu den Kartoffeln geben und zu Teig kneten. Der Teig sollte eine glatte Kugel bilden. Wenn der Teig zu nass erscheint, fügen Sie etwas mehr Mehl hinzu, jeweils etwa einen Esslöffel. Rollen Sie es in 10 Protokolle, die ungefähr so dick sind wie Ihr Daumen. Schneiden Sie die Stämme in $\frac{1}{4}$-Zoll-Stücke und werfen Sie mit einer Handvoll Mehl.
5. Um den Ragu zuzubereiten, fügen Sie in einer großen Bratpfanne bei starker Hitze das Olivenöl hinzu. Fügen Sie die Zwiebel hinzu und braten Sie sie zart an. Mit Salz und dem zerkleinerten roten Pfeffer abschmecken

Fügen Sie die Pilze hinzu und kochen Sie sie 4 bis 5 Minuten lang, bis sie anfangen zu bräunen.
Die Pfanne mit dem Wein ablöschen, indem der Wein in der Pfanne herumgewirbelt und alle gebräunten gekochten Stücke schnell abgekratzt werden. Petersilie und Knoblauch dazugeben und 2 Minuten kochen lassen. Fügen Sie die Rinderbrühe hinzu und reduzieren Sie die Hitze auf mittel-niedrig. 20 Minuten köcheln lassen oder bis die Sauce eindickt. Fügen Sie die THC-infundierte Creme hinzu und rühren Sie um, um zu kombinieren. Noch einige Minuten köcheln lassen oder bis die Sauce die Rückseite eines Löffels bedeckt.
6. In einem großen Topf mit kochendem Salzwasser bei starker Hitze die Gnocchi hinzufügen und kochen, bis sie an die Oberfläche kommen (nur 1 oder 2 Minuten für frische Gnocchi). Gut abtropfen lassen und mit Sauce darüber servieren. Mit Petersilie und Parmesan garnieren.

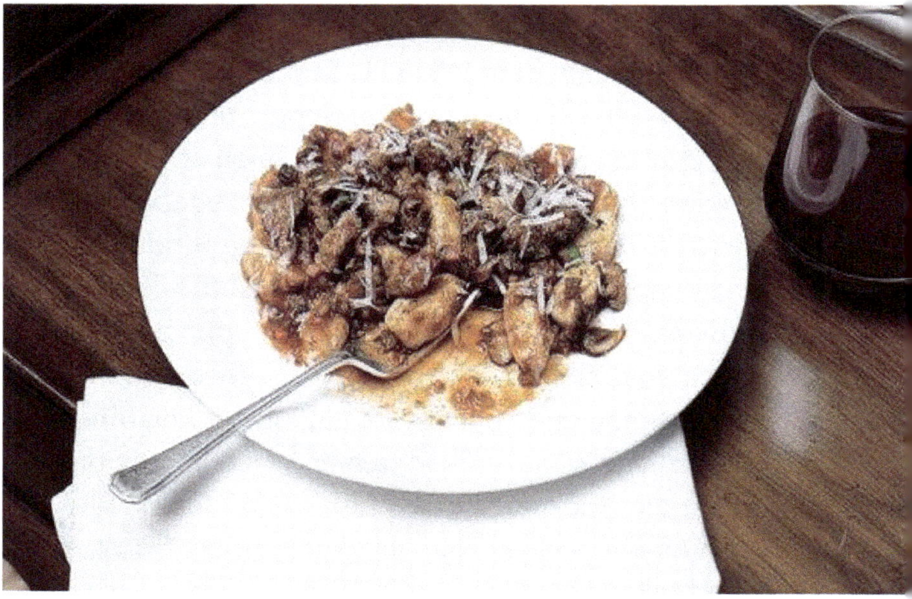

Psychedelische Spanakopita

STEINE 4

- Eine im Laden gekaufte 9-Zoll-Kruste
- $\frac{1}{4}$ Tasse THC Olivenöl
- $\frac{1}{2}$ rote Paprika, gehackt
- $\frac{1}{2}$ grüne Paprika, gehackt
- $\frac{1}{2}$ Tasse geschnittene Pilze
- Frühlingszwiebeln, gehackt
- $\frac{1}{2}$ mittelgelbe Zwiebel, gehackt
- $\frac{1}{2}$ Esslöffel gemahlenes getrocknetes Basilikum
- $\frac{1}{2}$ Esslöffel frischer Thymian
- $\frac{1}{2}$ Esslöffel frischer Oregano
- 3 Knoblauchzehen, fein gehackt
- $\frac{1}{2}$ Tasse Sahne
- 3 Eier, leicht geschlagen
- $\frac{1}{4}$ Tasse zerbröckelter Feta-Käse
- $\frac{1}{2}$ Tasse geriebener Cheddar-Käse
- 4 Tassen frischer Babyspinat
- Ausrüstung: Kuchengewichte oder getrocknete Bohnen

1. Heizen Sie den Ofen auf 425 ° F vor.
2. Schneiden Sie einen Aluminiumfolienkreis so ab, dass er in den Boden der Kruste passt, und beschweren Sie ihn mit Kuchengewichten oder einigen trockenen Bohnen aus der Speisekammer. Dies verhindert, dass Ihre Kruste aufbläht oder

Blasen bildet. Backen Sie Ihre im Laden gekaufte gefrorene Kruste 10 bis 12 Minuten lang oder bis sie leicht gebräunt ist. Wenn Sie eine frisch zubereitete Kruste verwenden, backen Sie diese nur 5 bis 8 Minuten lang.

3. Erwärmen Sie Ihr THC-Olivenöl in einer Bratpfanne bei mittlerer Hitze. Paprika, Champignons, Frühlingszwiebeln und Zwiebeln dazugeben und 1 Minute leicht anbraten.
Fügen Sie die Kräuter und den Knoblauch hinzu und braten Sie sie weitere 2 Minuten lang an. Nehmen Sie die Pfanne vom Herd und stellen Sie sie beiseite.

4. In einer Rührschüssel Sahne, Eier und Käse vermengen. Legen Sie die Hälfte des Ei-Käse-Teigs auf den Boden der gekochten Kruste. Dann die Hälfte der Gemüsemischung über den Käse geben, gefolgt von einer Schicht der Hälfte des Spinats und einer weiteren Schicht der restlichen Gemüsemischung. Den Rest des Spinats auf dem Schichtkuchen verteilen und alles mit dem restlichen Käseteig belegen. 30 Minuten backen oder bis sie oben leicht braun sind. Stecken Sie einen Zahnstocher in den Kuchen, um den Gargrad zu überprüfen.

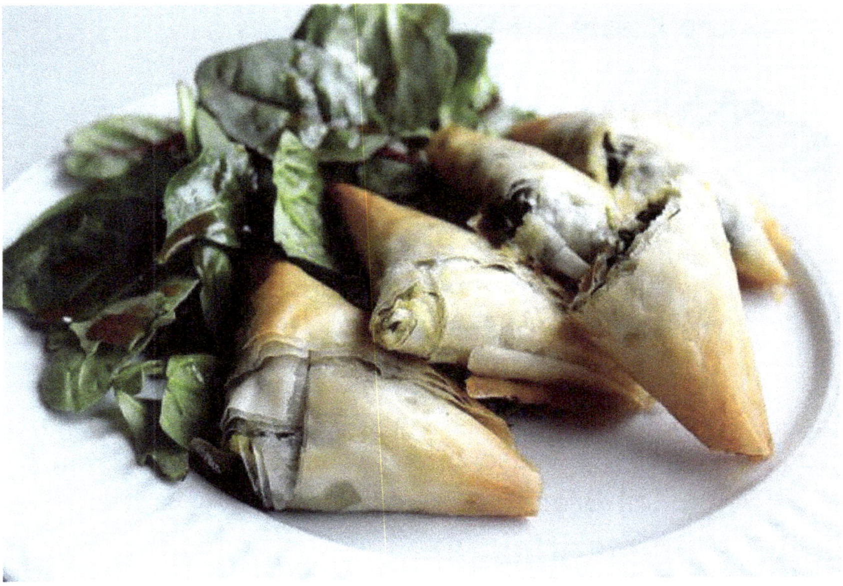

Saure Diesel Pot Pie

STEINE 12

- Esslöffel Einfacher Cannabutter
- ⅓ Tasse Rotwein
- palmengroße Stücke (ca. 12 Unzen) eines dünn geschnittenen Auges aus rundem Steak, in geschnitten
- $\frac{1}{4}$-Zoll-Würfel
- gehäufte Esslöffel gehackter Knoblauch
- ⅓ zu $\frac{1}{2}$ Tasse rote Zwiebel, geschnitten in $\frac{1}{4}$-Zoll-Brocken
- $\frac{1}{8}$ Teelöffel Salz
- $\frac{1}{4}$ Teelöffel Pfeffer
- $\frac{1}{2}$ Tasse Kartoffelwürfel ($\frac{1}{4}$-Zoll-Würfel)
- ⅓ Tasse Erbsen, aufgetaut, wenn sie gefroren sind
- ⅓ Tasse Baby Karotten, in Runden geschnitten
- Eine $1\frac{1}{2}$-Unzen-Packung pulverisierte braune Soßenmischung
- $\frac{1}{2}$ Tasse zerkleinerten scharfen Cheddar-Käse
- Zwei gefrorene 9-Zoll-Pastetenkrusten (aber wenn Sie das wirklich machen wollen
- Fühlen Sie sich frei - siehe Green Buttery Piecrust)
- zusätzliche Deep-Dish-Kruste zur Dekoration (optional)
- Eiweiß (optional)

- Ausrüstung: Crock-Pot oder schwerer Topf

1. Kombinieren Sie in einem Crock-Pot Cannabutter, Rotwein, Steak, Knoblauch, Zwiebel, Salz und Pfeffer und kochen Sie auf niedriger Stufe unter gelegentlichem Rühren, bis das Fleisch gründlich gebräunt ist und 3 bis 4 Stunden weich wird. Wenn Sie keinen Crock-Pot haben, verwenden Sie einen schweren Pot, halten Sie die Temperatur sehr niedrig und überwachen Sie ihn genau auf Anzeichen von Verbrennung. (Verbrennen ist schlecht - hohe Temperaturen verschlechtern das THC, und das wollen Sie nicht.)
2. Sobald das Fleisch gebräunt ist, fügen Sie die Kartoffeln, Erbsen und Karotten hinzu und rühren Sie es gut um. Wenn die Kartoffeln 1 Stunde später gabelweich geworden sind, streuen Sie die braune Soßenmischung nacheinander ein. Gut umrühren und die Saucenmischung so lange hinzufügen, bis sich die Fleischsäfte, der Wein und der geschmolzene Cannabutter erheblich verdicken. Die Zubereitung sollte dicker aussehen als Rindfleischeintopf.
3. Vom Herd nehmen und den Cheddar-Käse unterrühren. (Sie können die Füllung 1 oder 2 Tage vorher herstellen und im Kühlschrank aufbewahren, bis Sie bereit sind, den Pot Pie zuzubereiten.)
4. Heizen Sie den Ofen auf 350 ° F vor.
5. Während die Füllung abkühlt, tauen Sie Ihre Krusten 10 Minuten lang auf. Stechen Sie mit einer

Gabel in den Boden einer der Muscheln und backen Sie sie dann 10 Minuten lang oder bis sie goldbraun sind. Nehmen Sie die Tortenschale aus dem Ofen und lassen Sie sie abkühlen. So verhindern Sie, dass Ihre untere Kruste feucht wird. Reduzieren Sie die Ofentemperatur auf 300 ° F.

6. Füllen Sie anschließend die gekochte Kruste mit der Fleisch-Gemüse-Mischung. Decken Sie es mit der anderen, ungekochten Tortenschale ab und drücken Sie die Ränder mit einer Gabel nach unten. Durchstechen Sie den Kuchen einige Male mit Ihrer Gabel, um ihn zu entlüften.

7. Hier ist ein optionaler zusätzlicher Schritt, um der Torte eine schöne Dekoration zu verleihen: Nehmen Sie die dritte Kruste und schneiden Sie ein Topfblatt oder eine andere Form aus, die Sie amüsiert. Legen Sie es auf den gefüllten Kuchen und stechen Sie mit einer Gabel in die Kruste, um es zu entlüften.

8. Streichen Sie das Eiweiß, falls verwendet, auf die ungekochte Kruste. Dies verleiht Ihrer Kruste ein schönes, glänzendes Aussehen.

9. Legen Sie den Kuchen wieder in den Ofen und kochen Sie ihn, bis die obere Kruste etwa goldbraun ist

25 bis 30 Minuten. Aus dem Ofen nehmen und 10 bis 15 Minuten abkühlen lassen. Dies hilft beim Abbinden, sodass die Scheiben beim Servieren eine Keilform behalten. Wenn Sie den Kuchen zu früh schneiden, fällt er ein wenig auseinander. Es ist

immer noch lecker, aber nicht so hübsch. Und da haben Sie es: Pot Pie für Erwachsene.

Cheeto gebratenes Huhn

STEINE 8

- 5 Pfund ohne Knochen, ohne Haut Hähnchenschenkel oder Brüste
- $1\frac{1}{2}$ Liter Buttermilch
- 2 Esslöffel koscheres Salz
- $\frac{1}{4}$ Tasse Chilipulver
- $3\frac{1}{2}$ Esslöffel Knoblauchpulver
- 1 Ei, leicht geschlagen
- 1 Esslöffel Maisstärke
- Drei 6-Unzen-Beutel Cheeto-Käse-Kritzeleien
- 8 Tassen THC Öl zum Braten

1. Schneiden Sie das Huhn in 4-Unzen-Stücke.
2. Mit einem Holzhammer die Stücke zu Schnitzel flach drücken, ohne das Fleisch zu brechen. Beiseite legen.
3. In einer großen Schüssel Buttermilch, koscheres Salz, Chilipulver und Knoblauchpulver mischen. Fügen Sie Hühnchen hinzu und marinieren Sie es mindestens 5 Stunden lang im Kühlschrank.
4. Entfernen Sie das Huhn und geben Sie es in eine andere große Schüssel. In diese Schüssel das geschlagene Ei und die Maisstärke geben. Verwenden Sie Ihre Hände, um das Huhn gut zu beschichten. Beiseite legen.
5. Nehmen Sie nun die Cheetos und zerdrücken Sie sie, bis keine Klumpen mehr vorhanden sind. Öffnen

Sie dazu den Beutel, lassen Sie die Luft heraus und schlagen Sie dann mit einem Holzhammer auf die Cheetos, bis sie fein strukturierte Krümel sind.
6. Übertragen Sie die Cheetos in eine Pfanne und rollen Sie die einzelnen Hühnerschnitzel darin, bis sie gut überzogen sind.
7. Braten Sie das überzogene Huhn in THC-Öl 5 bis 6 Minuten lang bei 335 ° F, bis es goldbraun und durchgegart ist. Das Huhn auf Papiertüchern abtropfen lassen und warm servieren.

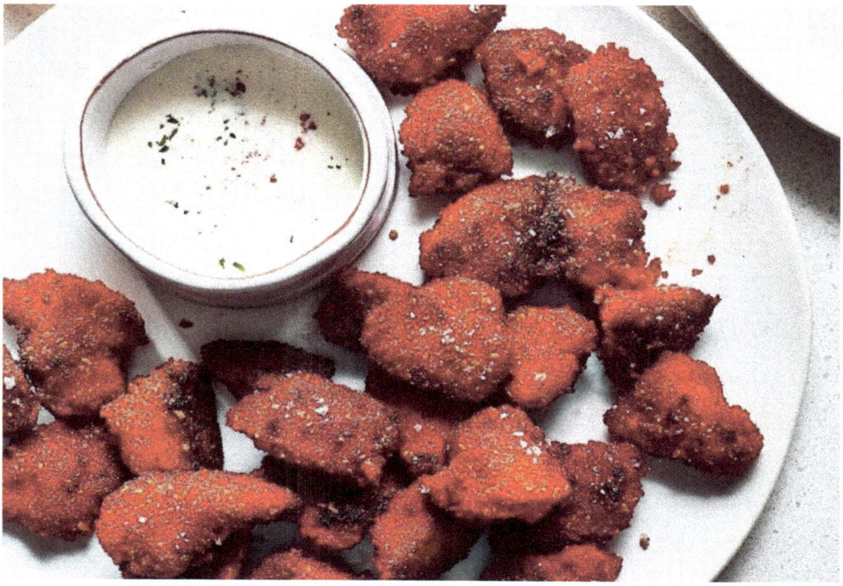

Schweinefilet im Speckmantel

STEINE 4

1 Tasse Mangosaft
2 Tassen Apfelessig
Eine 7-Unzen-Dose Chipotle-Paprika in Adobo-Sauce, im Mixer püriert oder sehr fein gehackt
1 Tasse Sojasauce
7 Tassen Zucker
1 Tasse medizinisches Glycerin
Zwei 2-Pfund-Schweinefilets
4 Unzen Boursin Käse
1 Pfund dünn geschnittener Speck
Meersalz
Gebrochener schwarzer Pfeffer
Ausstattung: Küchengarn

1. Reduzieren Sie den Mangosaft in einem schweren, nicht reaktiven 3-Gallonen-Suppentopf auf $\frac{1}{4}$ Tasse.
Fügen Sie den Essig, die Chipotle-Paprika, die Sojasauce und den Zucker hinzu und kochen Sie bei mittlerer Hitze, bis der Zucker geschmolzen ist und die Sauce auf 4 Tassen reduziert ist, und beschichten Sie die Rückseite eines Löffels etwa 20 bis 30 Minuten lang. Achten Sie genau darauf, während Sie die Glasur reduzieren. es neigt zum Überkochen! Das medizinische Glycerin vorsichtig einrühren und abkühlen lassen.

2. Heizen Sie den Ofen auf 350 ° F vor.
3. Waschen Sie Ihre Filets und tupfen Sie sie mit Papiertüchern trocken. Schneiden Sie vier ½-Zoll-Schlitze in jedes Filet und füllen Sie ½ Unze Käse in jeden Schlitz.
4. Wickeln Sie die gefüllten Filets fest mit dem Speck ein und sichern Sie sie, indem Sie sie mit einzelnen Längen Küchengarn quer um die Lende binden.
5. Tenderloins je nach Größe 30 bis 45 Minuten im Ofen kochen. Sobald der Speck knusprig ist, beginnen Sie, das Filet mit der Mango-Chipotle-Mischung zu glasieren, während sich das Schweinefleisch im Ofen befindet. Alle 10 Minuten großzügig glasieren, bis die Mango-Chipotle-Mischung aufgebraucht ist oder das Schweinefleisch fertig ist. Das Schweinefleisch ist fertig, wenn die Innentemperatur 155 ° F erreicht. Der Speck sollte knusprig werden und eine wunderbare Kruste bilden.
6. Wenn das Filet fertig ist, ziehen Sie es heraus und lassen Sie es auf Ihrem Schneidebrett ruhen 10 bis 15 Minuten. Wenn Ihr Fleisch vollständig ausgeruht ist, schneiden Sie es mit einem scharfen Messer in dünne Scheiben und servieren Sie es!

Mit Pancetta gefülltes Rinderfilet mit Portpilzen

STEINE 10 BIS 12

5 Esslöffel THC-Öl
15 Unzen Pancetta; 9 Unzen in Scheiben geschnitten, 6 Unzen gehackt
$6\frac{1}{2}$ Pfund Rinderfilet ohne Knochen, quer geschnitten und halbiert
Salz
Pfeffer
4 Esslöffel Simple Cannabutter
2 Tassen grob gemahlene frische Semmelbrösel
$1\frac{1}{4}$ Tassen fein gehackte frische Petersilie
3 Esslöffel frische Thymianblätter
$1\frac{1}{2}$ Pfund Pilze, in Scheiben geschnitten
$\frac{1}{2}$ Tasse gelbbrauner oder rubinroter Port
Ausstattung: Küchengarn

1. Heizen Sie den Ofen auf 475 ° F vor.
2. In einer extra großen Pfanne 1 Esslöffel THC-Öl erwärmen und schwenken, um die Pfanne zu beschichten. Kochen Sie die Pancetta-Scheiben ungestört bei mittlerer Hitze etwa 2 bis 3 Minuten lang, um das Fett zu rendern. Überkochen Sie nicht, da diese Scheiben später Ihr Filet im Ofen bedecken. Nach dem Kochen die Pancetta auf einen Teller geben und beiseite stellen.
3. Mit derselben Pfanne 3 Esslöffel THC-Öl bei mittlerer Hitze erhitzen.

Die Filethälften mit Salz und Pfeffer würzen, in die Pfanne geben und auf jeder Seite 6 bis 8 Minuten kochen, bis sie braun sind. Drücken Sie das Filet mit einem Spatel nach unten und braten Sie das Fleisch gut an. Auf eine Arbeitsfläche geben und das Filet 10 bis 15 Minuten abkühlen lassen.

4. In der gleichen Pfanne die gehackte Pancetta in dem restlichen 1 Esslöffel THC-Öl kochen und etwa 5 Minuten lang goldbraun rühren. Den Cannabutter hinzufügen und schmelzen lassen, dann die Mischung in eine mittelgroße Schüssel geben.

5. Geben Sie eine halbe Tasse Wasser in die Pfanne und kochen Sie, wobei Sie alle leckeren, gebräunten Stücke abkratzen. Mit den Semmelbröseln, der Petersilie, dem Thymian und einem halben Teelöffel Salz und einem halben Teelöffel Pfeffer in die gehackte Pancetta-Schüssel geben. Reserviere die Pfanne.

6. Ordnen Sie vier 12-Zoll-Stücke Küchengarn in einem Abstand von 3 Zoll auf einem Schneidebrett parallel zur Vorderkante des Schneidebretts an. Legen Sie eine Filethälfte senkrecht zu den Saiten in die Mitte. Schneiden Sie das Filet der Länge nach in drei Viertel des Weges, damit Sie das Fleisch wie ein Buch öffnen können. Als nächstes von der Mitte nach außen arbeiten, jede Hälfte wieder in Längsrichtung schneiden, drei Viertel des Weges durch, und das Fleisch nach außen öffnen, so dass das gespaltene Filet aus 4 angebrachten

Paneelen besteht. Verteilen Sie die Hälfte der Brotkrumenfüllung auf der Oberseite des Fleisches und lassen Sie einen 1-Zoll-Rand übrig. Beginnen Sie dann am kurzen Ende und rollen Sie das Fleisch in seine ursprüngliche Form, wobei sich die Füllung jetzt darin befindet. Die Hälfte der Pancetta-Scheiben überlappend darauf legen und mit Bindfaden sichern. Übertragen Sie das Fleisch in eine große Bratpfanne.

7. Führen Sie ein Fleischthermometer in die Mitte des gefüllten Filets ein und braten Sie es im Ofen, bis das Thermometer für mittel-selten etwa 25 Minuten lang 130 ° F anzeigt. Auf eine Arbeitsfläche legen und mit Folie zelten.

8. Gießen Sie die Pfannensäfte in die reservierte Pfanne, fügen Sie die Pilze hinzu, würzen Sie sie mit Salz und Pfeffer und kochen Sie sie bei mittlerer Hitze etwa 10 Minuten lang, bis sie braun sind.

Den Port einrühren und 1 Minute weitergaren.

9. Das Filet in Scheiben schneiden (nachdem das Fleisch etwa 10 Minuten ruht) und die Pilzsauce darüber geben.

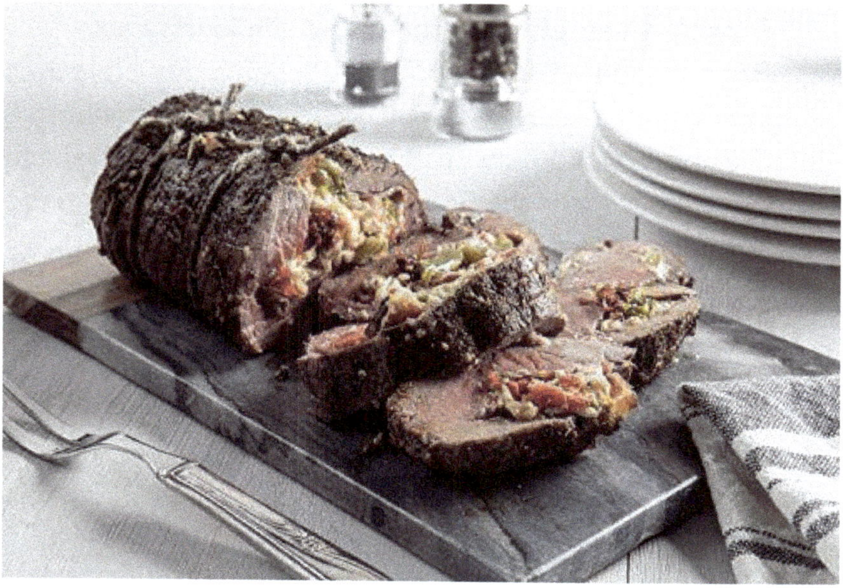

Lightning Source UK Ltd.
Milton Keynes UK
UKHW021304060521
383235UK00005B/165

9 781802 880069